名中医养生智慧系列

总主编◎高思华

主 编◎高思华 龚燕冰

香薰药浴

中国健康传媒集团 ·北京

中国医药科技出版社

内容提要

　　本书为"名中医养生智慧系列"之一，分为上下两篇。上篇是香薰、药浴的基础篇，主要介绍香薰、药浴的历史沿革，养生原理，分类，常用的药物等；下篇是香薰、药浴的应用篇，重点分病种讲解香薰、药浴治病防病的常用方药及操作方法，以及在应用中的注意事项。本书内容丰富，讲解详细，实用性强，全书百余种养生香薰方、养生药浴方，具有较高的养生防病价值，可为中医爱好者、养生爱好者提供参考，也可供临床医师参阅。

图书在版编目（CIP）数据

　　香薰药浴 / 高思华，龚燕冰主编 . -- 北京：中国
医药科技出版社，2025.7. --（名中医养生智慧系列）.
　　ISBN 978-7-5214-5209-9

　　Ⅰ. R244.9
　　中国国家版本馆 CIP 数据核字第 2025D635Z0 号

美术编辑　陈君杞
版式设计　南博文化

出版　**中国健康传媒集团** | 中国医药科技出版社
地址　北京市海淀区文慧园北路甲 22 号
邮编　100082
电话　发行：010-62227427　邮购：010-62236938
网址　www.cmstp.com
规格　710×1000mm $^{1}/_{16}$
印张　12
字数　144 千字
版次　2025 年 7 月第 1 版
印次　2025 年 7 月第 1 次印刷
印刷　大厂回族自治县彩虹印刷有限公司
经销　全国各地新华书店
书号　ISBN 978-7-5214-5209-9
定价　39.00 元

获取新书信息、投稿、为图书纠错，请扫码联系我们。

丛书编委会

总 主 编 高思华

副总主编 倪金霞　龚燕冰　王传航

编　　委（按姓氏笔画排序）

本书编委会

主　编　高思华　龚燕冰

副主编　张涛静　赵　欣　张文华

编　委（按姓氏笔画排序）

丛书前言/

　　健康是人类最基本的需求，也是我们最珍贵的财富。无论时代如何变化，人们对健康的追求始终不变。然而，在现代社会，快节奏的生活和繁忙的工作常常让我们忽视了对身体的关注，导致亚健康、慢性疾病等日益增多。如何在当前的大环境下，找到一种简便、有效、切实可行的养生之道，是我们每个人的迫切需要。

　　中医养生智慧，源远流长，博大精深。她根植于中国传统文化的深厚土壤，融合了哲学、医学、天文、地理等多学科知识，形成了一套完整而系统的理论与方法体系。从《黄帝内经》中"法于阴阳，和于术数，食饮有节，起居有常，不妄作劳"的智慧原则，到历代医家不断发扬创新的养生技法和不断积累的丰富经验，中医养生始终以人为本，以天人合一、阴阳平衡为核心，强调人与自然的和谐统一，注重身心的全面调养，追求顺其自然并与大自然合而为一、同频共振的健康生活态。作为承载着数千年东方文化结晶的健康宝藏，中医养生一直以其独特的理论体系和丰富多样的方法，护佑着中华民族的繁衍昌盛，更愈来愈成为全人类关注的焦点。

　　为了让更多的人能够深入了解并受益于中医养生的智慧，我们精心组织了一批在中医养生领域造诣深厚、经验丰富的名家学者，共同编写了这套《名中医养生智慧系列》丛书。这些专家来自于不同的中医临床领域，涵盖了心理调养、针灸推拿、药膳食疗、运动健身、音乐调养、香薰芳疗等各个学科，他们以严谨的治学态度和高度的责任感，将自己多年的研究成果与临床经验倾囊相授，力求为读者呈现一套系统、全面、实用的中医养生知识体系。

　　本丛书内容丰富多样，涵盖了中医养生的各个方面。从中医养生的基本理论和原则，到常见疾病的预防与调理；从四季养生的方法与技巧，到不同体质人群的养生策略；每一个主题都分门别类地进行了深入细致地阐述和讲解。在编写过程中，我们始终坚持科学性、实用性和可读性相结合的原则。一方面，严格遵循中医经典理论和现代科学研究成果，确保内容的准确性和权威性；另一方面，紧密结合大众的生活实际和健康需求，注重方法的实用性和可操作性。我们力求以通俗易懂的语言、生动形象的案例，将中医养生的道理、技法和注意事项，清晰明了地呈现给读者，让大家能够在日常生活中轻松理解、学以致用。同时，我们还注重文字的通俗易懂和表达的生动有趣，力求让每一位读者都能够在轻松愉悦的阅读中，领略中医养生的魅力，收获好心情，并在日常生活实践中收获健康与幸福。

中医养生并非遥不可及的"高深"知识，它是与我们日常生活紧密相连的实用智慧。每个人都可以成为自己健康的管理者，只要掌握了正确的方法，健康就可以变得触手可及。这套丛书正是为了帮助大家走出这一步，通过简明易懂、实践性强的养生方案，让每位读者都能看得懂、学得会、用得上，并且收到实际的健康效果。

健康是不可替代的幸福，更是一切幸福的根本所在。而养生则是通向这份幸福的必由之路。我们希望，这套丛书能够成为广大读者的良师益友，陪伴大家在养生的道路上不断探索和实践，实现身心的和谐与健康。同时，我们也期待通过这套丛书，能够让更多的人了解和喜爱中医养生，推动中医养生文化的传承与发展，为提高全民健康素质贡献一份力量。

由于编写时间和水平有限，书中难免存在不足之处，恳请广大读者和专家学者批评指正。我们将不断努力，不断完善，为大家提供更加优质的养生知识和服务。

《名中医养生智慧系列》编委会

2025年1月

前言 /

中国香文化、沐浴文化历史悠久，源远流长。《说文解字》云："香，芳也。从黍从甘。"《说文解字注》又云："芳，草香也。"香薰疗法是古老、文明而又优雅的保健方法，指通过芳香药物自然挥发或燃烧对人体呼吸系统和皮肤进行刺激的自然疗法。在距今五千多年前的黄帝神农时代，人们就采集树皮草根来驱疫避秽。战国时期著名思想家孟子曰："香为性，性之所欲，不可得而长寿。"李白诗中亦提到"焚香入兰台，起草多芳言"。人们早已认识到香料的防病治病、养生保健、陶冶性情等作用，故历代的帝王将相、文人墨客皆惜香如金，爱香成癖。"以药入水，沐浴其中。"药浴疗法是沐浴在医疗领域的延伸，属中医的外治疗法，即用药液或含有药液的水洗浴全身或局部的一种方法，其形式多种多样：全身浴分为"泡浴"和"淋洗浴"，俗称"药水澡"；局部洗浴又有"烫洗""熏洗""坐浴""足浴"等之分，尤其"烫洗"最为常用。药浴最早起源于"瑶族庞桶"，商周时期《周礼·曲礼》中载："头有疮则淋，身有疮则浴。"中国最早的医学典籍《黄帝内经》有"其受外邪者，渍形以为汗"，《素问·玉机真脏论篇》有"可按可药可浴"、《素问·至真要大论篇》有"摩之浴之"等说法。经过历代医家的不断发展，香薰、药浴疗法已逐步形成了内治与外治相结合、治病与养生相结合、药物治疗与物理治疗相结合的完整体系。香薰、药浴疗法具有使用安全、操作简便、适用范围广、不良反应少等优点，随着中医药的蓬勃发展，香薰、药浴疗法已逐渐被世界人民所接受，为人类的健康事业作出了巨大的贡献。

本书共分为上下两篇，上篇为香薰、药浴基础篇，内容包括香薰、药浴的历史沿革，药浴的养生原理，香薰、药浴养生常用药物种类及剂型，香薰、药浴养生常用设备及准备，常见香薰、药浴养生的分类和适应证。下篇为香薰、药浴应用篇，内容包括香薰、药浴养生在各科疾病中的应用，香薰、药浴养生与皮肤的关系，香薰、药浴养生的注意事项与禁忌。本书采用章节式结构，共分为八个章节。各章节既相互独立又相互联系，注重理论与实践相结合，先介绍理论知识，再提供具体的操作方法和案例，使读者能够更好地理解和掌握香薰、药浴的精髓，具有系统全面、科学权威、实用性强、通俗易懂等特点。

本书的编者都是从事中医药临床诊疗、教学和科研工作的医务工作者，长期致力于中医传统诊疗、中医养生保健等中医药文化的推广与传播，有志于推动中医药文化发展，为大众健康保驾护航。本书由主编高思华、龚燕冰主导策划协调，并对书稿进行全方面指导。副主编张涛静、赵欣、张文华制定体例、收集资料、统稿等。编写分工如下：李逸潇编写上篇第一章；刘琴编写上篇第二章；李逸潇、刘琴编写上篇第三章；陈枫编写上篇第四章；王利莹、李红典、冯伟、李娜编写上篇第五章；贾晓颖、暴雪丽、杨正荣、张舒文、张文华、王旭、冯伟、董陈露、贾玮钰、王楚然、蒋一佳、唐溪蔓编写下篇第六章；陈枫编写下篇第七章和第八章；林秋全、韦茂英、李爱婧、郭景宜、孙安宁、吴婵、汤怡婷、顾鑫、陈立峰对本书进行了校对与修改。

在此，我们向所有为本书的编写付出辛勤努力和智慧的编委们表示衷心的感谢！同时还要感谢中国医药科技出版社相关领导、编辑和工作人员在本书出版过程中的辛勤工作和专业指导。

为编好本书籍，编委会在密切合作的原则下，力求发挥各自特长，进行了合理分工。但限于编者水平，若有不足之处，殷切希望广大读者提出宝贵意见和建议，以便再版时修订提高。

编者

2025 年 1 月

目录/

下篇 | 应用篇

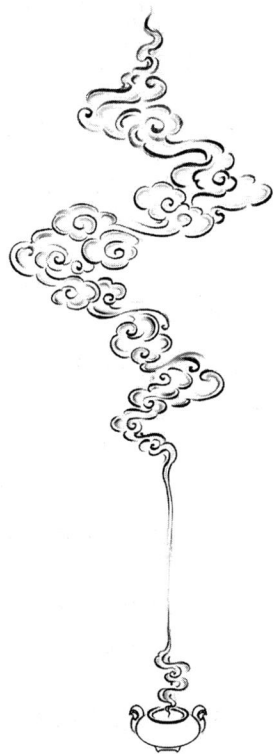

第一章

香薰、药浴的历史沿革

香薰、药浴是中医传统治疗方法，也是我国古代劳动人民和医家在与疾病斗争过程中的智慧结晶。

早在《周礼·曲礼》中就有记载："头有疮则淋，身有疮则浴。"说明自古以来人们就认为洗澡是一种必要的保健和治疗方法。而药浴则是在普通沐浴的基础上，根据中医基本理论指导，选择适合的中药组方，经过适当的浸泡煎煮制成药汤进行全身或局部洗浴，或利用经煮沸后产生的蒸汽对全身或局部的熏蒸，所选药物的成分能够通过开放毛孔而被皮肤吸收，从而达到保健和治疗目的。

香文化的渊源也甚早，在北宋《天香传》中就有"香之为用，从上古矣"的记载，在殷商甲骨文中既有关于先民"手执燃木"施行"柴祭"的记载，也有艾蒸和酿制香酒的记载。随着社会的发展，香薰被广泛用于辟邪、除秽、驱虫、疗疾等多个领域，也就出现了香薰治疗保健的方法，在明代《本草纲目》中所搜集的香药名目就多达百种。我们现在所认识的香薰疗法是一种经由皮肤系统和呼吸系统传达精油、药油、香膏等药物功效的芳香疗法。香薰疗法通过按摩、吸入、热敷、浸泡、熏蒸等方法，使芳香精油（药油）快速溶入人体血液及淋巴液中，可以加速体内新陈代谢，促进活细胞再生，增强身体免疫力，进而调节人体神经系统、循环系统、内分泌系统、肌肉组织、消化系统及排泄系统等。

香薰、药浴疗法历史悠久，源远流长，其发展奠基于秦代，发展于汉唐，充实于宋明，成熟于清代。

一、夏商周时期

早在殷商时期的甲骨文中有这样的记载："浴者，涤其身也；沐者，洁其发也；澡者，净其手足也。"至周朝出现的"香汤浴"就是以气味芳香的药材加入浴汤进行沐浴的方法，形成了药浴的雏形，随着古代医家将沐浴与中草药相结合，逐步形成了具有治疗和保健作用的药浴疗法。在屈原的《云中君》中有记述："浴兰汤兮沐芳。""兰汤"指的是用中药佩兰煎煮所得的药水。佩兰具有祛湿解暑，健脾化浊的功效。在我国最早的医方著作《五十二病方》中就有大量关于药浴方法的记载，书中所载药浴方法视病情不同，有局部和全身药浴之分，所治疗疾病涵盖内科和外科。《诗经》中关于"采艾""采萧"的记载，以及《离骚》中的"扈江离与辟芷兮，纫秋兰以为佩"，也展示了当时香品采制和使用的新风尚。香品在日常生活中被广泛应用，也奠定了香薰治疗的基础。

二、秦汉时期

至秦汉时期，香汤浴逐渐发展成为防病、保健、养生、疗疾的中医药浴疗法，民间也开始使用药浴作为疗疾保健之法。《黄帝内经》药浴疗法讲述得更为详细，认为药浴可以通过药物与人体体表的接触、吸收，使药物作用于经络脏腑而达到治疗的目的，在《素问·调经论》中有"病在骨，焠针药熨"。是说病若在骨，可以针治，以药浴。因此可知，药浴亦有治疗内疾之功，其以药物借热力穿透于皮肤之内，入于骨中，则骨不寒，骨伤可去。而《素问·玉机真脏论》中记载的"痹不仁肿痛……可汤熨及火灸刺而去之"就是用热敷治疗筋骨痹痛的方法，是药浴法的发展和延伸。

至东汉时期，药浴的形式更加多样化，《伤寒杂病论》中记载了诸如洗浴法、敷浴法、熏浴法、淋浴法等多种不同的药浴疗法，而且对于药浴的用法用量也有了较为详细的记录。汉人张骞出使西域，丝绸之路随之开通，沉香、青木香、苏合香、鸡舌香等域外香料陆续输入中原，与道家、儒家、医家养生养性思想紧密融合，香薰的习俗逐渐蔓延开来。名医华佗曾用麝香、丁香等香料做成香囊，挂于患者居处，以治疗肺结核、吐泻等疾病。

三、魏晋南北朝时期

魏晋南北朝时期，药浴的治法逐渐丰富，葛洪所著《肘后备急方》、陈延之所著《小品方》及我国首部外科学专著《刘涓子鬼遗方》，皆记载了多种药浴方式，并将药浴治疗的体系进一步细化。在这段时期，很多医学著作中都记载了临床实用的药浴方剂，为后世药浴的发展奠定了理论和实践基础。这个时期，品香鉴赏蔚然成风，随着香料品种的日渐繁多，合香被普遍使用，出现了《和香方》等多部香方专书。香料被广泛运用到医疗领域，名医葛洪、陶弘景等人以香料入药疗疾的案例均被记载。

四、隋唐时期

唐朝国力兴盛，文化繁荣，对温泉水疗认识的不断加深，更促进了唐代药浴的发展。孙思邈所著《备急千金要方》中记载药浴外治处方高达1200多种，药浴方式不仅有药物的局部浴、全身浴，还出现了冷水浴法，治疗范围涉及内科、外科、妇科、儿科、皮肤科、眼科以及骨科等多种病症。王焘的《外台秘要》中药浴疗法的记载也很丰富，与药浴相关的方药达175种之多，涉及冻伤、烫伤、丹毒、瘾疹、手足皲裂等。《备急千金要方》《外台秘要》等书籍对药浴的详细描述，从侧面证实唐朝药浴的鼎盛状态，药浴配方数目、用药水平及治疗范围均达到了空前的水平。香薰治疗应用更为广泛，从王公贵族阶层传入民间，香类划分和用法、用途也日益精细。

五、宋元时期

宋元时期，药浴的使用更趋成熟，认为药浴虽为外治，但与内治之理相同，通过药浴熏蒸不但可以促进气血运行，还可以行气泻毒，达到治疗的目的。《圣济总录》中记载："治外者，由外以通内，膏熨蒸浴之类，借以气达者是也。"这是北宋时期对药浴机制的认识，因此作为中医外治法的药浴，得到了进一步的发展。集宋代方书之大成的医学巨著《太平圣惠方》中收录熏洗方剂163首，均为经长期实践，行之有效的药浴方剂，其药浴方法分为淋洗、沐浴、樊洗、膏敷、摩浴法等，治疗范围涉及外科、妇科、眼科及骨科。同时民间对药浴的探索也逐渐兴起，药浴不再局限于治疗疾病，在预防保健中也开始普及。金元四大学派更促进了药浴的发展，朱丹溪的《丹溪心法》、张子和的《儒门事亲》以及李东垣的《兰室秘藏》都有关于药浴外治疗法的记载，药浴的使用范围逐步扩大，已经成为医生和百姓常用的治疗和保健方法之一，逐渐在民间兴盛。而海上贸易的繁盛、上层阶级的推崇，对香薰、香料使用的发展起到了极大的推动作用，印香、香茶、添有香料的各种食品开始进入市井生活和百姓人家，为民众的健康提供了自己的作用。

六、明朝时期

明朝时期，药浴疗法更加普遍和成熟，药浴的方式更多样化，药浴的治病范围也日益扩大。明代医家流派众多，各派医家皆对药浴疗法有所探讨，并对药浴疗法的种类、原理、用法、临床治疗进行了详细阐释。陈文治的《疡科选粹》中列举了淋渫法、淋洗法、洗浴法来洗痈肿患处；李时珍的《本草纲目》中也提到了沐浴、热浴、坐浴等不同的药浴疗法。明代医生对于药浴的认识更加深入，对药浴疗法的种类、原理、用法、临床治疗范畴都有了更详细的记录。药浴方式也更加多样，药浴治疗更具有针对性。香薰方法的使用更为繁盛，人们佩戴香囊，沏饮香茶，调服香药，香熏已浸入社会生活的方方面面。

七、清朝时期

清朝是药浴疗法的成熟时期，药浴外治理论得到很大的发展，理论体系逐步建立。清代吴尚先所著《理瀹骈文》是我国第一部外治疗法专著，在药浴的种类上分了洗、沐、浴、浸、渍、浇等法，辨证用药贯穿于整个临床药浴过程，可以说是理、法、方、药备全。清朝时期药浴疗法不仅在民间流行，在宫廷中也非常流行，《慈禧光绪医方选议》一书中，就收集了宫廷常用的药浴处方65个，应用范畴涉及淋浴、浴头、洗面、洗目、洗四肢、坐浴等。

八、近现代

随着西医学的发展，中医学界对于药浴的认识和研究也有了很大的突破，药浴的药物种类大幅增加，新的临床疗效不断被发现，历代的药浴理论技术得到了更深的挖掘和高度整合。国医大师尚德俊先生著述的《熏洗疗法》是我国现代研究药浴疗法的一部学术专著，书中系统总结了历代的各科药浴用药经验和注意事项。曲祖贻的《中医简易外治法》亦以文献综述形式收集了涉及内外妇儿等各科的药浴治疗方法。近现代药浴从机制研究、设备、剂型等多方面对传统药浴均有所突破。诸多医家对药浴机制的深入研究，揭示了药浴疗效产生的机制，如张文高教授主持的"药浴疗法与实验研究"课题，就是一个运用现代标准，从血液流变学、临床疗效等多方面揭示药浴机制的研究。随着现代工业的进步，在现代研究理论的指导下，考虑药效、舒适度等多方因素，进行药浴制剂、药浴器具等方面的创新，开创出的颗粒剂、煮散剂、溶液剂等不同剂型的水溶解药剂，可便于携带、简化药浴流程；开创的药浴衣、药浴淋浴器、全自动药浴盆等新型药浴设备，更便于药浴的使用。随着社会的发展、医疗水平的进步，人们对生活品质的追求，对绿色医疗、天然药物保健的需求越发强烈，香薰治疗作为一种安全、有效、令人愉悦的方法，越来越多地被人们接受，已形成一个完善的治疗体系，被民众用于健康保健和多种疾病治疗。

　　我国香薰、药浴的历史悠长，博大精深，经过近现代诸多医家的不断努力，香薰、药浴的理论更趋系统，实践更加丰富，形式更加多样，结合西医学技术，相信香薰、药浴将迎来新的发展。

第二章

香薰、药浴的养生原理

　　养生文化是中华民族传统文化的精髓，它源远流长，绵延数千年。中医对养生保健的研究由来已久，"养生"一词出自《灵枢·本神》，即保养生命、防病抗衰、延年益寿。在漫长的历史中，"长命百岁"一直是广大养生民众向往和追求的美好愿望，因而养生文化不断丰富和发展，遍布世界。相对于世界其他地区的养生文化而言，中国的养生理论与实践由于有着古代哲学和中医基本理论为底蕴，所以尤为博大精深。它汇集了我国历代劳动人民的众多防病健身方法，糅合了儒、道、佛及诸子百家的思想精华，《黄帝内经》中介绍的养生方法说："上古之人，其知道者，法于阴阳，和于术数，食饮有节，起居有常，不妄作劳，故能形与神俱而尽终其天年，度百岁乃去。"这里说的"道"即指"养生之道"。"顺应自然，天人相应"是中国传统养生的基本理念。中医认为，人生于天地之间，一切生命活动都与大自然息息相关，必须随时随地与其保持和谐一致，这就是"天人相应"的思想。在养生实践中，必须遵循这一基本法则，才能取得良好的养生效果。违背自然、改变自然、挑战自然的行为在养生中是不被提倡的。

　　道教养生家，更是直接从"道法自然"的观点出发，丰富和发展了顺应自然的养生理论与方法。道教养生家大多认为人体只要能够仿效天地运动的形式和时机来进行养生活动，就可以长生久视。元代著名道教理论家俞琰曾经说过："人受冲和之气，生于天地间，与天地初无二体。若能悟天地之妙，此心冲虚湛寂，自然一气周流于上下，开则气出，阖则气入；气出则如地气之上升，气入则如天气之下降，自可与天地同其长久。"意思就是说，人类的生命来自天地之间，如果能顺应自然的气息变化，自然可以延年益寿，抵御外界邪气的侵袭。

香薰作用机制

中国的养生文化以"天人合一"为核心理念，主张通过顺应自然以调节身心，从而达到养生的目的。人与自然处于一个动态的平衡中，五谷杂粮、风雨寒热，总有身体与情志的异常，而香气能通过气化作用进入人体，使得人体疾病得以痊愈、正气更加充足。道家典籍《云笈七签》云"香气入玄牝，与天地同息"，指出香气可通过呼吸与天地之气交融，实现内养神气、外祛邪毒。儒家《礼记·月令》亦载"香以养鼻"，将嗅觉调养纳入礼制规范。在中医理论中，中药都有其独特的气味，《神农本草经》记载"香者，气之正也，能通神明，辟秽浊"，强调芳香之气具有调和阴阳、通达脏腑的效果。因此，作为中华养生文化的重要分支，香薰有其独特的作用机制。

一、中医学作用机制

香薰养生以芳香药物为载体，主要通过"闻香识气"实现人体与自然的能量交换，也可以通过皮肤以及人体孔窍与外界进行交换。清代医家吴鞠通在《温病条辨》中将香气描述为"芳香化浊，透达膜原"，指的是香薰主要通过鼻腔黏膜吸收，然后通过肺脏调节全身气机的作用散布全身，这既可以宣发卫气、固表御邪，又能引药入经、直达病所。中医讲"五气各有所主，唯香气凑脾"，强调香药可以养护阳明经，治未病之病，是养生保健的良药。"酸入肝，辛入肺，苦入心，咸入肾，甘入脾，是谓五入"，指的是五脏主不同的气味偏颇，具有不同香气的香薰作用于不同的脏腑，也可以调节脏腑气机。因此，通过皮肤和孔窍的吸入作用，以及五脏的气味之所入，可以使香薰作用于人体，从而达到治病保健的作用。

二、西医学作用机制

🐝 心理学机制

人体嗅觉中枢与大脑边缘系统直接相连，气味感觉会传递到大脑皮层，激活边缘系统，影响情感反应。一些气味可能会触发积极或消极的情绪状态。因此，一个使人畅快的香薰气味，能增加人的心理体验，调节人体的情绪，这是养生保健的一个重要部分。

🐝 皮肤黏膜吸收机制

鼻是气体进入身体的"第一关卡"，皮肤是人体最大的器官。在香薰过程中药物的有效成分通过鼻腔进入肺泡，或与皮肤直接接触，然后进入血液循环而发挥作用。其量小而缓的特点，可以避免药物刺激人体而产生诸多不良反应。

🐝 酶的作用

鼻和皮肤是香薰作用于人体的主要通道。人体的鼻黏液和皮肤中存在着一种特殊的酶，这种酶可以对香薰中芳香物质的各个成分进行分离，改变毒害物质或使其丧失效果，从而使其无法伤害身体，并促使这些物质排出人体。因此，酶的作用可以将香薰的有益作用达到最大，而将有害作用降到最低。

香薰养生特点

一、整体调节，舒通经络

中医香薰重视整体调节。"口鼻之气，通乎天气"，中药香薰的芳香气味会随着经络布达全身，药物的有效成分也遍布全身，发挥作用。因此，中药香薰可治疗因经络不通而导致的疾病，如头痛、肩颈痛等问题。

二、因人制宜，方法多样

香薰疗法可以根据疾病自行搭配药物，也可以根据习惯自行选择使用方法。大部分药物都可通过香薰发挥药效，早在李时珍《本草纲目》的《芳草》《香木》卷中，就列举了"芳草"56种、"香木"35种，同时介绍了敷法、吹法、擦法、浴法等不同的操作方式。葛洪在《肘后备急方》中记载了大量中药芳香外治之法，包括香薰法、佩戴法、香枕法、香脂法、香料熏衣等。随着时间的推移，形成了中药熏蒸、佩戴中药香囊等方法，从而发挥药性。中药香薰还可以与现代化仪器搭配使用，如可以将药物置于打粉机打碎，再放入电热杯，加入适量水后保持沸腾状态嗅闻气味；或使用香薰机，将中药提取的油剂（如薰衣草油）置入香薰机进行吸入。

三、用途广泛，预防为主

中药熏香适用于各种疾病人群。中医认为，"凡芳香之物，皆能治头面肌表之疾，开窍醒神"，香薰类药物芳香开窍，这类药物更易通过血脑屏障以发挥作用，改善脑循环，因此中药香薰尤适用于头面部、神经系统类疾病，如帕金森、抑郁症、阿尔茨海默病、焦虑症、失眠等。此外，亚健康人士也可以选择中药香薰以提神醒脑、镇静安神、舒缓情绪、消除疲劳等。如使用薰衣草袋、佛手柑可以达到镇静、缓解情绪、舒缓的功效；使用朱砂、檀香、远志、石菖蒲熏香可起到改善睡眠的作用；麝香、冰片、制乳没、檀香可起到缓解疼痛的作用；麝香、冰片、白芷、苏合香可起到缓解头痛、眩晕等神经症状的作用；辛夷、薄荷、藁本、苍耳子、川芎可缓解感冒，改善鼻塞；对于痛经者，可以使用当归香薰精油以改善症状。香薰亦可以美容养颜，如《红楼梦》中记载的香疗方"冷香丸"；或玫瑰精油熏蒸面部，紧致皮肤。中药香薰也适用于一些配合度较低的人群。例如，对于一些服药配合度低的儿童或老年人来讲，香薰治疗也是不错的选择。

中药香薰疗法在预防疾病方面也发挥着很大的作用。在空气中焚烧中药熏烟具有"辟秽化浊"的功效，可杀灭空气中的细菌和病毒，如苍术熏蒸法对病房空气消毒作用优于紫外线照射，且对机体皮肤、黏膜等无毒副作用。另外，在流感季节佩戴艾叶香囊可以有效降低呼吸道感染风险。对于一些不适合入药或有毒的药物，也可以通过香薰使用。例如，朱砂为"不宜入汤酒者"，可通过佩戴的方式用于防疫。

香薰作用优势及适应证

香薰疗法属于传统自然疗法，在中医药理论的指导下，广泛应用于多种疾病的治疗，为心理健康和慢性病管理提供了新的治疗思路，因其具有独特优势，所以深受人们的青睐。

一、作用优势

🐝 成分天然安全，副作用低

香薰药物是从各种芳香植物的花、叶、种子或树皮等部位提取出来的，天然植物成分刺激性较低，且通过鼻腔吸入、皮肤吸收剂量可控。相比化学药物成分，更加天然健康，具有较高安全性，避免口服药物的肝肾损伤，对人体毒副作用较小。

🐝 起效迅速，吸收利用度高

芳香物质多经鼻腔吸入，通过香气分子刺激嗅觉系统，传至大脑边缘系统，由于呼吸道有巨大的表面积且黏膜下毛细血管丰富，通过黏膜吸收进入体循环；香气分子也可通过皮肤吸收后，直接进入血液循环，发挥治疗作用。故香薰疗法吸收快、起效迅速。且温热药浴可使皮肤血管扩张，吸收效率提高3~5倍。同时，还可以避免肝脏的首过效应，从而提高药物的生物利用度。

🐝 操作简便，价格低廉

香薰药物在药浴时，经温水浸泡，即可释放香气分子，发挥其疏通经络、调和气血等功效。香薰所用药物多是常见中草药，价格低廉，且易于采买。

🐝 患者依从性较高

香薰疗法主要通过经鼻吸入、透皮吸收的途径发挥疗效，相比于口服药物，减少对胃肠道的刺激性和不良反应，易于患者接受，且嗅觉、触觉等感官体验愉悦，可提升患者治疗意愿。

🐝 身心双重调节，具有其他辅助疗效

芳香类药物据其药性可解表、化湿、温通、辟秽，发挥调节脏

腑功能、疏通气血、调畅精神情志等作用。香薰疗法能有效降低心率、血压、肌肉紧张度。研究证实薄荷精油具有抗焦虑、促精神振奋、血管收缩等药理作用，洋甘菊提取物具有适度的抗焦虑活性等。许多芳香物质都具有抗菌和抑制皮肤炎症的活性，对于过敏、皮炎、痤疮、银屑病等皮肤疾病有辅助治疗作用。此外，其包含具有抗感染作用的分子已得到科学界的广泛认同，已有研究表明柑橘精油对多种细菌的抗菌特性。

❧ 适用人群广泛

适用于全年龄段人群，温和的洋甘菊浴可缓解儿童多动症，生姜浴改善血液循环，预防老年人跌倒风险，无孕期禁忌的香薰精油可缓解孕期水肿。针对长期久坐、免疫力低下、慢性疲劳等亚健康状态人群，也有不同的香薰药浴适用。

二、适应证

香薰治疗以缓解疼痛、疲劳、焦虑、失眠、抑郁等为主要功效，可应用于内科、外科、妇科、儿科、骨伤科、皮肤科、五官科等多种疾病。亦可用于美容减肥、养生保健。

❧ 外科疾病

胆囊炎、痔疮、静脉曲张、轻度烧伤、术后伤口愈合等。

❧ 内科疾病

流行性感冒、慢性支气管炎、偏头痛、失眠、抑郁、焦虑、高血压、消化不良、便秘、多发性硬化症、痴呆、癌症化疗后的恶心、呕吐等。

❧ 妇科疾病

经前综合征、更年期综合征、分娩疼痛、剖宫术后、会阴创伤等。

🐝 儿科疾病

小儿发热、感冒、厌食症、多动症、抽动障碍、自闭症、缺血缺氧性脑瘫等。

🐝 骨伤科疾病

扭挫伤、类风湿关节炎、骨关节炎、腰部肌肉劳损、颈椎病等。

🐝 皮肤科疾病

真菌性皮肤病（如足癣）、痤疮、轻度烫伤、蚊虫叮咬感染等。

🐝 五官科疾病

鼻炎、耳鸣、视疲劳、结膜炎、咽喉感染、口腔溃疡等。

三、注意事项

🐝 遵循中医治疗原则

香薰疗法是中医外治法的一种，是以中医基础理论为指导的一种治疗方法。所以其在遣方用药上也都应以中医的辨证论治原则为基础。

🐝 外治与内治相结合

尽管香薰属于外治法，使用方便。但对于某些复杂的病证，需结合内治法，内外合治，达到更好的治疗效果。

🐝 合理安全用药

☆ 合理用量

遵守使用量，香薰精油不是用得越多效果越好。相反由于香味过强可能会出现头痛、恶心等症状，如果将原液直接用于皮肤的话还会引起炎症。另外，如果习惯了浓香会渐渐对香味不敏感，因此最初使用时要尽量减少使用量。

☆过敏测试

因个人体质不同，部分人可能会对精油过敏，因此，在使用前要做皮肤试敏。皮肤试敏方法：在基础油中加入精油稀释到1%的浓度。将稀释后的精油涂抹在手腕内侧（直径约1厘米）。24~48个小时后观察反应，如果没有出现瘙痒或红疹等异常现象说明可以使用。如果在做皮肤试敏过程中出现异常要立刻冲洗。对一种精油过敏不等于对所有的精油都过敏，可以用其他精油重新试敏。同时也要避免精油进入眼睛，如有精油进入眼睛，要迅速用大量凉水冲洗，并及时就医诊治。

☆注意防护

外出前不要使用有光敏作用的香薰精油。芳香浴或者芳香按摩后，皮肤上会有精油残留，如果此时受强紫外线照射极易出现色斑。比较有代表性的有佛手柑精油、葡萄柚精油和柠檬精油等柑橘类精油，用过这类精油后白天不要外出。

☆遵守使用期限

购买香薰精油后，注意查看使用期限，一般标明在容器瓶上或说明书上。精油氧化后品质会劣化，不仅影响治疗效果，严重者还会引起过敏反应。柑橘类的香薰精油使用期限为半年，其他精油一般为一年，开封以后要尽快用完。即使是安全的香薰精油，在对味道敏感的时期也要减量使用。要尽量减少一天的精油用量，以稳定的香气进行香薰。同时，在进行香薰治疗后定期给房间通风换气。

☆储存注意

所有香薰精油必须做良好的保存，储存时避免阳光照射，最好使用深色玻璃瓶，瓶盖须紧闭，防止因精油挥发而降低作用。有些精油是高易燃品，注意远离火焰和高温区域。

🐝 注意个体差异

☆注意调配比例

不同年龄阶段香薰精油使用的浓度有所差异，具体如下。

1）幼童与婴儿：未成年人进行治疗前，须取得监护人的同意，且不论应用沐浴、指压、身体按摩或吸入法，其精油比例绝不可超过1%。必须注意，不可将未稀释的精油直接滴入幼儿沐浴池中。若使用已调配好的混合油倒入沐浴池中，须注意避免滑倒。

2）青少年：青少年使用精油时，比例为2%。最适当的调配比例，仍应以该青少年的体重及身体状况为参考。

3）成人指压疗法：成人使用精油的最高安全比例为10%，通常为5%~6%，而且必须特别注意此比例不可用于脸部。

4）成人水疗或沐浴：进行水疗或沐浴时，精油比例可较按摩油高，为安全起见，通常以10%~15%的比例把精油调在底油中，然后再倒入沐浴的水中。

☆注意特殊体质和人群

在治疗前须仔细询问患者疾病史和过敏史，了解不同香薰疗法的适用证和禁忌证，以免引发不良反应，如通过热水蒸气可以使精油送进肺部循环，进入血液，这种方法对呼吸道感染有效，但气喘病患者不宜；心功能不全患者也不宜使用香薰法；香薰精油一般不可口服，不当服用有时会危害肝脏和肾脏，除非有专业人士指导；注意放置在儿童拿不到的地方，避免儿童误用。

☙ 药浴作用机制 ❧

一、中医学作用机制

药浴养生文化作为我国传统养生方法的一部分，遵循着我国传统养生的理论基础和普遍规律，同时具备其独特的养生作用原理，可概括如下。

❀ 透皮吸收原理

中药主要以其由外而内之疗法著称，因此，透肌肤之皮层，穿皮层之毛孔是其药浴运用原理之首。中草药中有渗透性较强者，可攻破皮肤之"城堡"，过五关，斩六将，直达病所。此外，亦可以酒、醋入药，助其渗透、扩散，促进透皮吸收，可避免多种副作用。

❀ 反射原理

反射原理是以药物与温水叠加刺激神经末梢，可反射调节神经系统功能，改善失眠、抑郁、焦虑等症状。《素问·灵兰秘典论》有载："心者君主之官，神明出焉。"心为精神之主持，五脏六腑之统管。而中医之药浴法，在疏通经络、调节气血的同时，可调和心性，内养精神，因此具有调节神经系统功能的作用。

❀ 水合作用原理

药浴的水合作用指其以温热效应，开散毛孔，增药物穿透之力。可借皮肤之湿度，进行角质层水合，以激活药物活性分子，提升药物扩散系数。此外，药浴以水温效应扩张血管，促进血液循环，提升全身功能。《素问·汤液醪醴论》云："开鬼门，洁净府。"药浴能开皮肤之腠理，改善肾血液循环，提高肾小球滤过率。毛孔开放之际，身体排出毒素，以散邪气。除此之外，水合作用亦可在药浴之时松筋疏骨，消肿镇痛，令人神清气朗。药浴之理，在于此也。

药浴疗法是以中医的整体观念和辨证施治思想为指导，运用各种不同的沐浴方法，将药物施于皮肤或患部，并借助温度、机械和药物的作用，发挥其疏通经络、调和气血、扶正祛邪等作用，从而达到治疗疾病及身体保健目的的一种外治方法。

二、西医学作用机制

西医学解释药浴的作用机制，主要是药物直接接触及皮肤对药物吸收两个方面。皮肤是人体最大的器官，在药浴过程中药物的有效成分通过与皮肤、黏膜的直接接触，从而产生杀菌、止痒、止痛、消炎等疗效。在熏蒸浴疗的过程中，药物通过皮肤、黏膜吸收进入体内，发挥药物作用，达到治疗疾病的目的。需要知道的是，虽然药浴的具体作用与所用药物及局部作用部位密切相关，但体表治疗作用与体内治疗作用并不是孤立的，二者互相协同，共同发挥作用。药浴部位不同，作用机制不同。

❋ 局部作用

药浴的局部治疗机制主要在于根据人体病变情况，选择局部药浴，使药物直接作用于病患局部，以发挥其药理作用。一般来说，局部药浴通过对患者受损的组织、关节等进行外敷外洗，使药物透过皮肤直达病所。由于药物能够直接作用于患处局部，明显提高了局部组织的药物浓度，可以提高疗效、缩短治疗周期。

中医药浴治疗的用药选择基于中医的辨证论治体系，局部药浴也不例外，根据疾病的病种和证型的不同选择相应的主方，以达到如祛风燥湿、杀虫止痒、解毒消肿、祛腐生肌、清热燥湿、活血化瘀等效果。对于发生于皮肤、肌肉组织间的痈疽、疹、癣、疣、疥等疾患及创伤、溃疡均能收到良好的治疗效果。

❧ 整体作用

药浴疗法的整体作用在于使用药浴汤液与人体充分接触，使药物能够直接被机体通过皮肤、黏膜吸收。中医基础理论告诉我们人体是一个有机的整体，通过十二经脉，内属于脏腑，外络于肢节，与十二经脉、奇经八脉等经络沟通，遍布全身，与体表皮肤、器官九窍、四肢等紧密相连，同时又能行气血、营阴阳、濡筋脉、利关节。

在药浴的过程中浴液中有效成分，通过皮肤吸收进入人体，经过经络、血脉、脏腑的调节、输布，周行全身，激发机体的自身调节，提高机体的免疫功能，从而达到调整脏腑功能、平衡阴阳、补益气血津液的目的，以治疗全身性疾病。

❧ 药浴养生特点 ❧

一、中医学认识

药浴外治法基于中医的整体观念和辨证论治的理论指导，利用药物煎煮后的药液淋洗、浸浴全身或局部患处，达到通行经络、沟通表里、改善脏腑功能、缓解机体病症及亚健康状态的作用。

❧ 通行经络，沟通表里

中医认为经络是气血运行通道，具有沟通联络内外、上下，使人成为一个完整统一体的作用。药浴时通过浴液中有效药物成分及浴液的温热作用使药物入腠理，由经络直达病所，发挥其行气血、调整阴阳的作用，可促进机体气血的运行，帮助机体功能恢复，达到治病、养生、保健的目的。

🐝 内病外治，协调脏腑

药浴方法简便易行，易于被患者接受，根据患者病症的不同选择适宜的药浴处方，通过皮肤吸收可平衡内在环境的"偏颇"，改善机体脏腑功能，缓解内在疾病造成的机体症状。

🐝 缓解压力，强身健体

现代生活节奏快，人们普遍存在精神、身体压力过大的问题，通过药浴可以有效地达到舒缓精神，调动正气，增强机体抗压能力，改善机体状态的目的。

二、西医学认识

西医学认为药浴是借助温度、药物的作用，对机体发挥治疗作用的一种外治疗法。煎煮的药液在温热刺激下，引起皮肤或患部血管扩张，促进局部及全身的血液和淋巴循环，加速新陈代谢，改善局部组织营养和全身功能。

🐝 促进血液循环

药浴的温热刺激使皮肤温度升高，引起全身毛细血管扩张，外周血容量增多，导致体内血液重新分布，进而引发全身血流加速循环，利于水肿和血肿的消散。

🐝 消炎杀菌

具有消炎杀菌功效的药物作用于局部组织，使局部组织内药物浓度高于其他部位，对真菌、细菌感染性疾病，能直接起到杀菌作用。

止痛止痒

药浴治疗通过热与药的共同作用，加速血液、淋巴循环，促进代谢产物的排泄，促进炎症因子的吸收，可缓解肌肉及周围软组织紧张，加速人体对中药的吸收，使局部致痛、致痒物质迅速消失，从而缓解疼痛、瘙痒。

增强免疫力

在药浴作用下，可引起神经反射，激发机体自身调节，增强人体自身免疫，增强新陈代谢，达到调节脏腑功能、养生防病的作用。

消除疲劳

人体疲劳时会产生代谢产物、乳酸微晶体等物质沉积。通过药浴可促进血液循环，加速血中乳酸代谢、代谢产物排出体外，从而消除疲劳。

改善睡眠

药浴通过刺激神经和毛细血管反射到大脑皮层，对大脑皮层起到抑制作用，降低脑细胞的兴奋性，从而改善睡眠。

药浴作用优势及适应证

药浴作为一种历史悠久、长盛不衰，现今仍不断由医疗工作者深入开发，广泛应用于多种疾病及亚健康人群，并且能够得到民众广泛接受和喜爱的外治法，是由其独特的魅力和优势所决定的。

一、作用优势

操作简单，易于推广

药浴疗法不论在溶液制备上，还是在操作中均比较简单，既可在医院应用，也能在家庭养生保健中使用，受环境限制少，融日常洗浴与保健治疗于一体，易于推广。且可避免打针怕痛、服药怕苦之弊，弥补内治的不足，让广大患者乐于接受。

🐝 使用安全，毒副作用小

在药浴过程中，药物通过体表皮肤从外吸收，一般无毒副作用，即使发生皮肤过敏等不良反应时，也便于去除过敏原，更有利于过敏等情况的恢复，较其他用药更为方便、安全。药浴的施治部位在体表或患部，药物不直接经过消化道、血管，可以避免对口腔黏膜、消化道及血管的直接刺激，还能避免药物因直接进入肝脏、肾脏中代谢而造成的肝肾损伤。所以药浴疗法只要辨证准确、施治得当，比较安全可靠，毒副作用小。

🐝 适用范围广

药浴对于各个年龄阶段皆可使用，对于婴儿、咽喉部及胃肠道难以给药的患者来说，此途径尤为方便。而且，药浴治疗不通过消化道给药，更加适用于胃肠功能障碍，肝肾功能不全的患者。临床运用可见，药浴疗法被广泛运用于临床各科，对于内、外、妇、儿、骨伤、皮肤、五官等各科疾病均有很好的治疗效果。

🐝 直达病所，疗效显著

尤其对于体表、黏膜等外科疾病，药浴治疗更是直接作用于病变局部组织，在病变局部组织处药物浓度远高于血液浓度，药物直达病所，奏效迅速，更能充分发挥作用，弥补了内治法之不足。

🐝 药源广泛，价格低廉

一般而言，药浴所用药物大多是普通常见中草药，易于采集和制备，且价格低廉，患者能够承受。

二、适应证

药浴治疗应用范围广泛，涉及内科、外科、妇科、儿科、骨伤科、皮肤科、五官科等多种疾病。亦可用于美容美发、养生保健。

外科疾病

乳腺炎、痔疮、疖、痈、丹毒、软组织损伤、痔、肛瘘等。

内科疾病

感冒、头痛、痹症、风湿性关节炎等。

妇科疾病

外阴阴道炎、阴部瘙痒等。

儿科疾病

小儿发热、感冒、湿疹、水痘、痱子、尿布皮炎、小儿白秃疮等。

骨伤科疾病

扭挫伤、腱鞘炎、骨质增生、足跟痛等。

皮肤科疾病

毛囊炎、手足癣、股癣、神经性皮炎、皮肤瘙痒、湿疹、牛皮癣、痤疮、雀斑、扁平疣等。

五官科疾病

沙眼、角膜炎、睑腺炎、结膜炎、唇炎、喉炎、咽炎等。

三、注意事项

遵循中医治疗原则

药浴疗法是中医外治法的一种，是以中医基础理论为指导的一种治疗方法。所以其在遣方用药上也都应以中医的辨证论治原则为基础。

外治与内治相结合

尽管药浴属于外治法，使用方便。但对于某些复杂的病证，须结合内治法，内外合治，达到更好的治疗效果。

温度、时间适宜，注意安全操作

药浴时环境温度不应低于20℃，浴液温度要适宜，不可太热，以免烫伤皮肤；也不可太凉，以免产生不良刺激。一般以浴液温度在40~45℃为宜，如果药浴过程中药汤稍凉时，可再加热，以便持续温洗，且药浴时间不应超过30分钟。浴者在药浴过程中如感到头晕等不适，应停止药浴，卧床休息。药浴结束后要缓慢起身，防止直立性低血压造成眩晕、摔倒。在药浴后由于皮肤血管扩张，血液循环旺盛，可能会出现全身温热汗出的情况，必须适度补水、休息，等待汗干，穿好衣服后再外出，以免感受风邪侵袭。浴者不宜空腹、饱餐后、临睡前进行洗浴，药浴前最好排出大小便。药浴过程中避免大量出汗，并注意保证一定量的液体补充，防止体液丢失过多晕厥。冬季药浴时应注意保暖，夏季要避风。进行局部药浴时，要注意全身的保暖。药浴的时间、温度要根据浴者年龄、疾病、体质情况进行调整。

防止感染

药浴疗法属于开放性治疗，应注意防止患部感染的发生。在治疗前后均应对所用药物器具和辅助工具进行消毒处理。此外，如果是进行集体公共药浴治疗，应注意与有传染性疾病的患者隔离，以免交叉感染。

🐝 合理安全用药

在药物使用前应检查所选药浴的药物，如遇变质、过期药物时应及时捡出，以免影响疗效，造成不良后果。在选药时要遵循中药配伍原则，严格按照理法方药用药。最好选用水溶性好、含挥发成分高的药物，不宜选用黏腻、易过敏、刺激性大的药物。此外，儿童、孕妇及老年人应特别注意用药的安全性。对皮肤有刺激性或腐蚀性的药物不宜使用，若方中有作用峻猛或有毒性的药物，应根据病情，严格控制用法用量。治疗前询问患者过敏史，凡有过敏史者不得使用致敏药物。药浴时若发生皮肤过敏，应立即停止药浴，予以相应处理。如药浴无效或病情反而加重者应停止药浴，改用其他方法治疗。此外，夏季煎汤时不能放置过夜，最好用现煎的新鲜药汤，以免发霉变质，影响治疗效果，发生不良反应。

🐝 注意个体差异

因患者的体质和病情不同，针对不同的情况要采取不同的药浴方法。如高血压患者不宜使用热敷法；心功能不全、哮喘的患者不宜使用香薰法；对于癣类疾病药物浓度不宜过高；高热、急性炎症不宜使用热敷疗法治疗。年老，患心、脑、肺疾病者，体质虚弱，水肿患者不可单独洗浴或洗浴时间过长，以防虚脱等。

第三章

香薰、药浴养生常用药物种类及剂型

香薰、药浴常用药物分类

香薰、药浴疗法的辨证施治原则与内治一样，但因其具体用药方式和途径与内治法不同，决定了其独有的用药特点。香薰、药浴时多采用气味纯正、自然无毒、无腐蚀性之品，多选用温化、宣散、通经、活络、清热、燥湿之药。为促进药物透皮吸收，多配以辛香走窜、通窍活络之品。

一、根据自然属性分类

❧ 植物类

香薰、药浴常用的药物中，植物类药物的选择较为广泛和灵活，以中草药的根、茎、叶、花为主，可单味成方入浴，也可组成复方入浴，药物组成体现中医辨证施治的原则，是最常用的药浴治疗处方。部分不适合口服途径给药的药物，在药浴处方中也可出现。药浴常用药多为植物药，根据用药部位分为根类，如柴胡、前胡等；根茎类，如天南星、半夏等；茎类，如桂枝、灯心草、通草等；叶类，如桑叶、枇杷叶等；花类，如菊花、金银花、玫瑰花等；果实类，如蔓荆子、牛蒡子、蛇床子等；种子类，如酸枣仁、车前子、决明子等；皮类，如土荆皮、桑白皮、合欢皮等；全草类，如荆芥、茵陈等；树脂类，如乳香、没药等；菌核类，如茯苓、猪苓等。

🐝 矿物类

常用的香薰、药浴中还可见到有些矿物类药品，根据来源不同可以分为原矿物类，如石膏等直接系原矿物的药物；动物化石类，如龙骨等；矿物制品类，如白矾、硼砂等以矿物为原料加工制成的药物。将具有水溶性的矿物入浴，或加工成富含矿物质成分的浴液、浴皂、浴盐等产品供洗浴时使用。

🐝 动物类

中药中有些动物类药，具有很好的活血、化瘀、止痛、散结的功能，这些药物通过香薰、药浴的方法外用可以达到良好的治疗效果。但是由于动物类药品富含蛋白质，气味较为腥膻，且容易变质，所以在选用动物类药品入浴时往往是复方入浴，或经加工做成成方在药浴治疗时使用。常用动物药的所用部位分为：骨骼类，如龟甲、海螵蛸等；贝壳类，如珍珠母、瓦楞子等；整体类，如蜈蚣、全蝎、僵蚕等；甲壳类，如蝉蜕等。

🐝 食物类

有些我们在生活中食用的瓜果蔬菜，如：黄瓜、橘皮、玫瑰花、生姜、肉桂等，以及牛奶、蜂蜜更是美容、养颜、护肤的香薰、药浴佳品。此类物品价廉、易寻、使用方便，故而更容易为大众接受，在药浴时往往容易被广泛使用。

🐝 其他

在一些特殊需要时，部分特殊的物质也可入药浴，如醋、酒、油脂等，在某些需要特殊疗效的情况下，也被偶尔使用。

二、根据药用功效分类

❧ 清热药

以清解里热为主要功效的药物，主要用于治疗里热证，常用金银花、蒲公英、紫花地丁、鱼腥草、败酱草等清热解毒药治疗热毒证，如丹毒、斑疹、疮疡、喉痹等；对于湿热引起的病症，如黄疸、关节肿痛等，多用黄连、龙胆草、苦参、白鲜皮等中药。清热药性属寒凉，长时间使用会损伤阳气，故阳气不足或脾胃虚寒者慎用，真寒假热证忌用。

❧ 解表药

以发散表邪为主要功效的药物，多用于治疗表证，西医学常对应上呼吸道感染及传染病初期，常用麻黄、桂枝、香薷、荆芥、防风等发散风寒药用于风寒表证，以通过发汗来解表散邪，而风热表证则常用薄荷、菊花、桑叶、牛蒡子等用于发散风热，同时根据不同药物特性，兼有清头目、利咽喉、透疹、止咳等效果。治疗时要注意辨证准确，区分表寒证与表热证。

❧ 利水渗湿药

以通利水道，渗湿为主要功效的药物，主要用于治疗水湿内停证，常用车前子、泽泻、金钱草、灯心草、海金沙、通草、茵陈等中药，对心源性水肿、肝源性水肿、肾源性水肿、黄疸、泌尿系感染及结石等水湿所致的各种病证有一定的疗效。利水渗湿药易耗伤津液，对阴亏阳少者慎用，有些药物通利作用较强，孕妇慎用。

❧ 理气药

以疏理气机为主要功效的药物，常用于治疗气机不畅所致气滞、气逆等证，如肝郁气滞、脾胃气滞、胃气上逆等证，常用枳实、木香、香附、檀香、玫瑰花等药物。理气药辛燥者居多，易于耗气伤阴，气虚阴亏者慎用。

🐝 活血化瘀药

以通利血脉、消散瘀血为主要功效的药物，适用于一切瘀血阻滞证，故主治范围广，内外妇儿伤各科均有涉及，如瘀血所致身痛，痛有定处，痛如针刺；外科跌扑损伤、瘀血肿痛等，常用乳香、没药、红花、益母草、莪术等药物。活血化瘀药行散走窜，易耗血动血，妇人月经过多及无瘀血现象的出血证忌用，孕妇慎用或忌用。

🐝 化痰止咳平喘药

以祛痰、消痰或以制止或减轻咳嗽喘息为主要功效的药物，常用以治疗痰证、咳嗽气喘或二者兼有的病症，如咳嗽、气喘或咳痰不爽等，常用半夏、天南星、旋覆花、款冬花等中药。由于病证上，痰、咳、喘三者常兼杂，要根据不同的病证病因有针对性地选择相应的化痰止咳平喘药。

🐝 驱虫药

以驱除或杀灭人体内寄生虫为主要功效的药物，常用以治疗虫证，如蛔虫病、钩虫病、绦虫病等，常用使君子、槟榔等。驱虫药物对人体正气损伤大，故素体虚弱、年老体衰者及孕妇慎用。

🐝 攻毒杀虫止痒药

以攻毒疗疮，杀虫止痒为主要功效的药物，大多有毒，应严格控制剂量和用法，不宜过量或持续使用。常用于治疗外科、皮肤科病症，如痈肿、湿疹、虫蛇咬伤、疥癣等，常用硫黄、雄黄、白矾、蛇床子、土荆皮等药物。

拔毒化腐生肌药

以拔毒化腐生肌为主要功效的药物，常用于痈肿疮疡破溃不收、癌肿等，常用炉甘石、硼砂等药物，多为矿石类，多具毒性，使用时要严控剂量和用法。

香薰、药浴常用药物剂型与制备

香薰、药浴用药种类繁多，特性不同，部分水溶性、液体类浴液在药浴时可直接加入浴汤中使用，大多数药浴用药短时间浸泡并不能把药物中的有效成分析出，所以并不适合在浴时直接加入浴汤，故在药浴前需要预处理，将药物的有效成分萃取，以备药浴时使用，具体方法如下。

水煎剂

将清洁、粉碎、研末后的中药放入砂锅内，加水至水面没过药品3~6cm，浸泡1小时后，置于炉火上水开后煎煮25~30分钟。解表药时间短些，补益药、矿物类则应时间长些，有些有毒药物应先煎30~60分钟。洗浴用药可煎多次，直至煎煮用液颜色变淡为止。煎出浓液时，可在洗浴时多加温水。不必像内服药一样，只煎1~2次。

水浸剂

一些花、叶类药物，以及加热有可能破坏有效成分的药物不宜水煎时，可用水浸法。一般将药物研碎成粗末，以冷水或温水浸泡，使有效成分溶出。浸泡时间夏季宜短，4~8小时即可；冬季时间宜长，可浸泡24小时。但是要注意，所选药品浸泡时间不宜过长，随泡随用，防止药物在浸泡过程中腐烂变质。

🐝 酒浸剂

一些药物成分不易溶于水而可溶于乙醇，因此这类药品经水浸不能将药物中的有效成分析出，就需使用酒浸的方法，让药物有效成分溶解于酒中而析出。具体方法是把药浴所选用药在60%~70%乙醇或优质白酒中浸泡1~2周，时间久则无妨碍，可以根据需要随时添加新酒和药物。酒浸药物易于保存，一般药液可保存半年到1年，白酒浸泡者，可保存2年或更长时间。浸好的药液可直接用于擦浴、局部浴。

🐝 蒸馏法

一种较常使用的萃取方法，将新鲜的或经干燥处理的芳香植物原料放到蒸馏器中，由下方加热送入蒸汽，让植物内的有效成分跟着蒸汽蒸发出来、形成精油与水蒸气的混合气体由导管收集冷却后，蒸汽会冷却成液体，再依照水与精油的比重、密度的差异而分离，提炼出用于香薰、药浴的精油成品。

🐝 榨取法

一种多用于柑橘类植物提纯的方法，因为柑橘类用于香薰、药浴的有效成分多包含于这些植物的果皮中。萃取的方式是在压碎果皮的过程中加水，收集汁液后，经离心机将精油分离出来，备用。

🐝 吸附法

一种利用脂肪及油脂吸收并保留植物花朵中所含香油的能力。以油脂吸收植物香气较佳的部分，再经乙醇处理，待乙醇挥发后，留下的就是精油成分。早期使用的"香膏"就是通过这种方式提取出来的，后来经过深加工萃取的才是"精油"，是惯常香薰、药浴时使用的成品。

第四章

香薰、药浴养生常用设备及准备

☙ 香薰养生常用设备及准备 ☙

香薰按摩养生、香薰穴位按压养生、香薰皮肤涂抹养生对设备的要求不高，进行这几项养生活动时一般需要足量的香薰精油和保持室内温度。香薰按摩及穴位按压有时还需要他人协助进行。

香薰熏蒸养生一般有两种常用设备，香薰炉、暖气机。使用香薰炉时需要准备些许清水，少量香薰精油及蜡烛。把清水倒进香薰炉的盛水器中，加入5~6滴精油。点燃蜡烛放置在香薰炉内，待热力使水中精油徐徐释放出来。在使用暖气机进行香薰时，需要将棉球蘸上精油，放在暖气机散发热气的地方，使精油随暖气散发到空气中。另外，现在市面上有电驱动香薰灯和无火香薰瓶，可以以此代替暖气机，使用起来更加安全。

香薰吸入养生常用的设备有：玻璃或瓷质的面盆、香薰精油、毛巾。把近沸的热水注入玻璃或瓷质的脸盆中，选择1~3种精油滴于热水里，总数不超过6滴，将精油充分搅匀后，以大浴巾将整个头部及脸盆覆盖，用口、鼻交替呼吸，维持5~10分钟。或者将精油1~3滴滴于面巾或手帕中嗅吸。

香薰喷雾养生需要的设备为加湿器。在使用加湿器香薰时，只需要在加湿器的水箱中直接加入5~8滴精油，使精油随加湿器的水雾散发到空气中即可。

药浴养生常用设备及准备

全身浴常用的设备有中药浴液或香薰精油、消毒后的浴盆或浴缸，适当温度的热水。将热水加入清洁消毒后的浴盆或浴缸里，加入中药浴液，或加入8~10滴香薰精油，再把水调到适当的温度，即可洗浴。

半身浴常用的设备有：一只能够容纳臀部的消毒后的盆、半盆温水，中药浴液或少量精油等。用盆盛载半盆温水，加入中药浴液或滴入1~2滴精油，混匀，进行坐浴即可。

手足浴常用的设备为瓷面盆、温热水，中药浴液或精油。准备一盆温热水，加入适量中药浴液或滴入5~6滴精油，再将整个脚掌或双手浸泡在盆内大约10分钟即可。

头面浴需要将中药浴液倒入或香薰精油滴入清洁消毒的脸盆中，待浴液温度适宜，进行沐发、洗头、洗面即可。

第五章

常见香薰、药浴养生的分类

❧ 香薰养生 ❧

香薰养生的观念和价值所在，是身、心、灵的平衡，就是指身体、心理、精神三方面达到和谐的状态。香薰精油大多从植物的果实、花朵、叶子、根部或种子等提炼出来，有抗菌、杀菌、排毒等功效，将之加热约半小时，便可减少空气中的细菌数量。通过按摩、吸入、热敷、浸泡、熏蒸等方法，使芳香精油（药油）快速溶入人体血液及淋巴液中，可以加速体内新陈代谢，促进细胞再生，增强身体免疫力，进而调节人体神经系统、循环系统、内分泌系统、运动系统、消化系统及泌尿系统等。

一、香薰熏蒸养生

❧ 香薰熏蒸呼吸平衡法

呼吸系统是人体与自然界接触最多的系统，其自我修复能力决定人的生存及生活质量。若自身是过敏性体质，发作状态下的气道组织充血、水肿、痉挛，使气道狭窄、阻塞，影响正常呼吸，对症使用抗敏、解痉措施可控制发作，减轻症状。用相应药香进行全身熏蒸，常可缓解症状并收到良好治疗效果。长期使用可促进呼吸系统自我修复能力。

【组成】鱼腥草、五味子、麻黄、白术、淫羊藿、制半夏、车前草、当归、连翘各45g。

【用法】

脐香法：将上药用炼蜜，或直接用温开水调成膏状，用时取能将脐填满大小即可，外用胶布封贴。每日一换。

篆香法：上方少用炼蜜，先熏香再篆香。

熏香法：上药用炼蜜调湿调匀收藏，炼蜜勿多，见湿即可。每晚睡前用电熏炉，将香药放入炉内，先将炉温调至200℃以上，15分钟后将炉温调至180℃即可入睡。

🐝 香薰熏蒸固本平衡法

肾为先天之本，内寄元阳，具有激发和维持机体各种生理功能的独特作用。肾之元阳虚弱，则机体各种功能随之残遗，百病频生，衰老日至。因此，祛病强身、抗衰防老、延年益寿，均当以维护元阳——即补肾为首事。用相应药香薰熏蒸有良好补肾壮阳作用。

【组成】肉苁蓉、菟丝子、淫羊藿、牛膝、枸杞子、黄芪、地黄、杜仲各45g，木香30g。

【用法】

脐香法：将上药用炼蜜，或直接用温开水调成膏状，用时取能将脐填满大小即可，外用胶布封贴。每日一换。

篆香法：上方少用炼蜜，先熏香再篆香。

熏香法：上药用炼蜜调湿调匀收藏，炼蜜勿多，见湿即可。每晚睡前用电熏炉，将香药放入炉内，先将炉温调至200℃以上，15分钟后将炉温调至180℃即可入睡。

二、五脏香薰调养

🐝 心之灵

《灵枢·邪客》："心者，五脏六腑之大主也，精神之所舍也，其脏坚固，邪弗能容也，容之则心伤，心伤则神去，神去则死矣。"张景岳说："心为脏腑之主，而总统魂魄，并赅意志，故扰动于心则肺应，思动于心则脾应，怒动于心则肝应，恐动于心则肾应，此所以五志唯心所使也。"

【组成】当归15g，红花10g，炙黄芪30g，茯神15g，麦冬15g，九节菖蒲15g，清半夏10g，远志15g，益智仁15g，酸枣仁15g，柏子仁15g，玉竹15g，莲子15g，龙眼肉15g，百合30g，何首乌15g，黄连15g，连翘15g，琥珀10g，肉苁蓉15g，苏合香10g，安息香10g，蜂蜜。

【功效】清心、养阴润肺、养心、固肾。

【用法】脐香、燃香根据个人喜好自选。

🐝 肝之韵

《素问·五脏生成篇》："故人卧血归于肝。肝受血而能视，足受血而能步，掌受血而能握，指受血而能摄。"肝脏能贮藏人体大量的血液，并通过肝气的调节，供给各个器官组织的需要。当人入睡的时候，血液随着肝气趋于平静，回流到肝脏。

【组成】当归15g，红花10g，党参15g，茯苓15g，郁金15g，姜黄15g，醋青皮10g，香附15g，白芍15g，大黄10g，黄连15g，木香15g，酸枣仁15g，柏子仁15g，桑叶15g，蒲公英15g，合欢皮15g，茵陈30g，肉苁蓉15g，何首乌15g。

【功效】疏肝解郁、养肝血、固肾。

【用法】脐香、燃香根据个人喜好自选。

🐝 脾之健

《素问·玉机真脏论》："脾脉者土也，孤脏以灌四傍者也。"脾属土，为后天之本，主运化水谷，布散精微，以养心、肝、肺、肾四脏。

【组成】当归15g，红花10g，黄芪30g，茯苓15g，党参20g，炒白术15g，炒苍术10g，神曲15g，砂仁10g，厚朴15g，石斛15g，丁香10g，沉香10g，檀香15g，甘松15g，豆蔻10g。

【功效】助阳祛湿、助运化、固肾。

【用法】脐香、燃香根据个人喜好自选。

🐝 肺之润

《素问·痿论》："肺者，脏之长也，为心之盖也。"肺主身之气，全身经脉都聚汇于肺，赖肺气的推动，血液始能转输全身，营养脏腑器官。肺在心之上，故称为"心之盖"。

【组成】当归15g，红花10g，黄芪30g，百合15g，瓜蒌30g，桔梗15g，沙参15g，檀香15g，川贝母10g，天竺黄15g，杏仁10g，紫菀15g，款冬花15g，桑白皮15g，太子参15g，西洋参10g，白梅花15g。

【功效】润肺、养肺阴、固肾。

【用法】脐香、燃香根据个人喜好自选。

🐝 肾之根

《素问·逆调论》："肾者，水脏，主津液，主卧与喘也。"肾有主持和调节水液代谢的作用，故称水脏。津液是体内正常水液的总称。

【组成】当归15g，红花10g，黄芪30g，茯苓15g，何首乌30g，肉苁蓉30g，石斛15g，五味子15g，远志15g，玉竹15g，柏子仁15g，锁阳15g，鹿茸10g，玄参15g，天精草15g，菟丝子15g，补骨脂15g，益智仁15g，百合30g，沉香10g。

【功效】补肾阴、助肾阳、健脾、引五脏之精归肾元。

【用法】脐香、燃香根据个人喜好自选。

三、香薰四季养生

《素问·四气调神大论》曰："夫四时阴阳者，万物之根本也，所以圣人春夏养阳，秋冬养阴，以从其根，故与万物沉浮于生长之门。逆其根，则伐其本，坏其真矣。故阴阳四时者，万物之终始也，死生之本也，逆之则灾害生，从之则苛疾不起。"又曰："逆春气则少阳不生（生发），肝气内变（肝气内郁而发生病变）；逆夏气则太阳不长（生长），心气内洞（空虚）；逆秋气则太阴不收（收敛），肺气焦满（热灼津伤，产生胀满）；逆冬气则少阴不藏（闭藏），肾气独沉（消沉）。"逆，违反之意。如果破坏了五脏适应四时阴阳递变的正常规律，不可避免地要导致人体内外环境的平衡失调而发生病变，甚至危及生命。

🐝 春生—肝—木—生发—绿色—养阳

《素问·四气调神大论》："春三月，此谓发陈。天地俱生，万物以荣；夜卧早起，广步于庭，被发缓形，以使志生；生而勿杀，予而勿夺，赏而勿罚，此春气之应，养生之道也。逆之则伤肝，夏为寒变，奉长者少。"

【组成】桑枝30g，茵陈30g，蒲公英15g，香附15g，郁金15g，白芍15g，炒苍术15g，艾叶10g，芸香草15g，炙黄芪120g，灵芝

15g，辛夷15g，百合15g，迎春花15g。

【功效】疏肝、解郁、养肝。

【制法】上药桑枝煎汁，灵芝煎汁，余分别制粉。以炙黄芪为基础，顺序将茵陈、蒲公英加入调匀，再加香附、郁金加入调匀，再加白芍调匀，加炒苍术调匀，加艾叶、芸香草调匀，辛夷、百合花、迎春花加桑枝汁调匀，再加灵芝汁调匀，阴干收藏备用。

🐝 夏长—心—火土—长—赤色—养阳

《素问·四气调神大论》："夏三月，此谓蕃秀。天地气交，万物华实；夜卧早起，无厌于日；使志无怒，使华英成秀，使气得泄，若所爱在外，此夏气之应，养长之道也。逆之则伤心，秋为痎疟，奉收者少，冬至重病。"

【组成】党参15g，白术15g，炙黄芪60g，厚朴15g，砂仁10g，焦山楂15g，肉桂10g，豆蔻10g，沉香5g，百合15g。

【功效】健脾、祛湿、养脾胃。

【制法】灵芝煎汁，余药分别制粉调和后，加灵芝汁调匀，阴干收藏备用。

🐝 秋收—肺—金—收—白色—养阴

《素问·四气调神大论》："秋三月，此谓容平。天气以急，地气以明，早卧早起，与鸡俱兴，使志安宁，以缓秋刑；收敛神气，使秋气平；无外其志，使肺气清，此秋气之应，养收之道也。逆之则伤肺，冬为飧泄，奉藏者少。"

【组成】百合30g，沙参15g，麦冬15g，蛤蚧10g，桑白皮30g，枇杷叶15g，连翘15g，玄参15g，桑叶15g，辛夷15g，炙黄芪60g，沉香10g，檀香10g。

【功效】润肺、养肺、敛肺气。

【制法】桑白皮、枇杷叶分别煎汁，余分别制粉调和，枇杷叶汁调匀，加桑白皮汁调匀，阴干收藏备用。

❧ 冬藏—肾—水—藏—黑色—养阴

《素问·四气调神大论》："冬三月，此谓闭藏。水冰地坼，无扰乎阳；早卧晚起，必待日光，使志若伏若匿，若有私意，若已有得；去寒就温，无泄皮肤，使气亟夺，此冬气之应，养藏之道也。逆之则伤肾，春为痿厥，奉生者少。"

【组成】肉苁蓉15g，锁阳15g，淫羊藿15g，何首乌15g，当归15g，红花15g，熟地黄30g，生地黄30g，人参10g，麦冬15g。

【功效】补肾固精、填髓。

制法：淫羊藿煎汁，生地黄、熟地黄煎汁。余制粉后调和，再顺序将淫羊藿汁加入调匀，加生地黄、熟地黄汁调匀，阴干收藏备用。

每年节气均有差异，或太过，或不及，方药均要按当年节气调整配制才可使用。

☙ 药浴养生 ❧

药浴疗法作为一种操作简单、安全可靠、独具特色的外治法，在长期实践过程中根据不同的治疗目的、治疗部位、季节特点、受众体质特点，总结、制定出不同部位、不同季节、不同体质适用的养生药浴处方以供大众参考选用。另外随着各民族医学的深入研究、传播渠道的畅通，既往鲜为人知的、少数民族传统的药浴治疗和养生方法，也被挖掘、整理，被大众所知，并服务于广大人民群众的健康。

一、按部位药浴养生

🐝 全身浴

全身浴法亦称为"药水澡"或"水疗法"，是在浴缸内加入适量的温水，将头部以下浸泡在浴缸内，保持放松，维持10~30分钟的一种解除疲劳、缓解疼痛、改善循环、松弛肌肉紧张的保健浴法。

☆适应证

神经衰弱、自主神经功能紊乱、雷诺病、大面积瘢痕挛缩、关节强直、关节炎、肌炎、高血压病、单纯性肥胖、早期动脉硬化、胃肠功能紊乱、神经痛、神经炎、周围神经麻痹、荨麻疹、皮肤瘙痒症、银屑病（牛皮癣）、疲劳、肌紧张、血液运行不畅等疾病。

☆禁忌证

重症动脉硬化、心肾功能代偿不全、活动性结核、身体极度衰弱、出血倾向、皮肤化脓性疾患、恶性肿瘤等病禁忌全身浴。

☆操作流程

全身浸浴每次用水量为200~240L，根据病情、病种取方，将所用中药煎剂加入浴水中，水温40~42℃，时间10~30分钟。治疗时应正确执行医嘱要求的水温、持续时间及加入药物等，并注意将水龙头拧紧，下水塞塞紧。

胸部以上应露出水面。如进行热水浴，必要时头部可冷敷。

保持室内通风良好，防止药物气体积聚。

治疗时应注意询问患者反应，如有头晕、心慌、气短、面色苍白、全身无力等，应停止治疗。

每次浸浴时间一般为10~30分钟，隔日或每日1次，12~20次为1个疗程。水疗后应适当休息方可离去，防止着凉。

每次治疗结束，应将浴盆用含氯消毒剂消毒，擦洗干净。

◇注◇意◇事◇项◇

★ 治疗前应了解患者全身情况，如有发热、全身不适、月经期等情况，宜暂停治疗。饱食及空腹时也不宜进行治疗。

★ 治疗室应有良好的通风和保暖设备。更衣室内温度不应低于22℃。温水和热水浴室内温度不应低于25℃。

★ 治疗中禁止患者自己向盆内放水或随意改变治疗条件，并督促患者严格遵守治疗时间。

★ 药物浴时，应将加入盆中之药物充分搅匀。

★ 药物浴治疗结束，用温水淋浴或盆浴洗净擦干。适当休息后方可离去。

★ 浴巾、浴衣应经常换洗，保持清洁。

🌿 半身浴

所谓"半身浴"，就是将肚脐以下的部位，在40~42℃的温水（用手感觉不冷不热）中，浸泡20~30分钟。此方法可以让从心脏流出的血液，1分钟内完成体内循环并回到心脏，可以快速缓解自身疲劳，改善机体的免疫力，提高自身的健康水平。

☆ 适应证

半身浴可以促使下半身血液循环顺畅，改善新陈代谢，缓解因疲劳和压力带来的肌肉紧张，让头脑变得更加清醒，对改善寒证、低血压、减肥、消除浮肿、缓解疲劳等均有效。此外，坚持半身浴对女性月经不调也有缓解作用。

☆ 操作流程

首先要先淋浴，然后将浴缸中水温控制在40~42℃，坐入浴缸中，让身体自腰部以下都泡在水里，静静浸泡20~30分钟。浸泡过程中要注意水分补充，注意环境温度，避免着凉。

注 意 事 项

★ 患有血液系统疾病、高血压病、动脉硬化、糖尿病的患者洗浴时间不宜过长，水温不宜过高。

★ 外伤未愈、心功能不全者不宜选用。

坐浴

坐浴法通过让患者坐于药液中，使药物有效成分充分与前后二阴接触，从而促进局部组织加强腹部和盆腔器官血液循环，增强抵抗力，促进炎症吸收，减轻外阴局部的炎症和疼痛，使创面清洁，并有利于局部组织修复的一种局部浸浴法。

☆ 适应证

尿潴留、痔疮、脱肛、前列腺炎、阴部湿疹、阴道炎、子宫颈炎、阴痒等。

☆ 操作流程

坐浴之法，将药物煮汤，搁置盆中，患者坐于其中沐浴。如此一来，药液浸入病位，长久刺激病变部位，以热力促使病部皮肤黏膜吸收药汁，以此清热除湿、活血行气、收涩固脱；以水温药力之作用，促进局部血液循环，增强抵抗力，其一可保创面清洁，其二可利于组织恢复。

注 意 事 项

★ 冬季坐浴的时候，应该注意保暖，夏季的时候要避风。

★ 药汤温度要适宜。熏洗时间较久药汤稍凉一些，需要再次加热，持续温热熏洗才能收到良好的效果。坐浴时不可太热，以免烫伤皮肤或是黏膜，也不可太冷，以免产生不良刺激，坐浴温度要以40℃为适宜。

★ 夏季要当日煎汤当日使用，药汤不要过夜，以免发霉变质，影响治疗效果，产生不良反应。

★ 煎药时，一般在药物中加水500mL左右，煮沸后煎20分钟，再将芳香之品加入，稍微滚烫之后使用，每日使用2次，每次熏洗20分钟左右。疗程长短，则视病情而定。

🐝 足浴

古人云："人之足，犹如树之根，人老足先衰，树老根先枯。"可见足与人体健康息息相关。中医学认为，人体是一个统一的整体，其脏腑、器官、四肢、百骸相互依存、相互制约、相互关联，人体某一个组织发生病变，有可能影响到其他部位。脚是人体的组成部分，全身的疾病均可以影响到脚。同样，脚的病变也会影响到全身，并引发相应疾病。

☆适应证

药物足浴的应用广泛，适于内、儿、妇、骨伤科疾病，生活保健，健美等。内、儿科疾病做足浴，实际上就是"内病外治"，诚如古医籍所说："所治之理即内治之理，外治之药即内治之药，所异者法耳。"如将蒲公英100g、生姜30g、紫苏叶20g共煎，取液以浴足，以防治感冒；将菊花、钩藤、决明子各20g共煎，取液以浴足，以治疗高血压眩晕等。其他如哮喘、失眠、糖尿病、胃肠病、围绝经期综合征、风湿性关节炎、腿脚麻木、静脉炎、脉管炎、坐骨神经痛、耳鸣、眼病等疾患，皆可取相应中药材煎液浴足。专家认为，足浴疗法对闭合性软组织伤（腰、背、颈肌肉及韧带劳损）及中老年人的动脉硬化、血脂增高、血管病变、末梢神经感觉迟钝、抵抗力下降等辅助疗效尤佳。泡脚可以促进气血运行、利于循环，并可辅助治疗某些疾病，但也有禁忌，否则不仅达不到养生的疗效，反而适得其反。

☆操作流程

最佳时长20~30分钟。泡脚不超过20分钟无法发挥应有的保健作用，但泡脚时间过长，血管长时间扩张也不宜。再者，时间太长脚部皮肤也容易被泡破皮。

最佳水温在40~42℃，比人体温度稍微高一点。水温过高，脚上的血管容易过度扩张，体内血液更多地流向下肢，反而容易引起心、脑、肾等重要器官供血不足。

水量不可太少。泡脚不同于洗脚，水位最好高一些，以没到膝盖为宜，可以对足部和小腿部的穴位都起到作用。

浴盆材质以木盆为佳。木盆相比其他材料，散热比较慢，适合长时间泡脚。有些木材，如松木、樟木，性温，可以辅助提升泡脚的效果。

注 意 事 项

★饭前饭后不要泡脚。

★心脏病、心功能不全患者，低血压、经常头晕的人，都不宜用太热的水泡脚。

★糖尿病患者要留意水温，否则容易被烫伤，从而引发非常严重的后果。

★脚气、脚部外伤与烫伤、足部炎症、皮肤病患者须格外注意。患有脚气的人病情严重到起疱时，就不宜用热水泡脚，否则很容易造成伤口感染。足部有炎症、皮肤病，外伤或皮肤烫伤者也不宜泡脚。

★女性经期泡脚须遵医嘱。

★老人泡脚不要泡太久。

★不要给婴幼儿泡脚。

★严重心脏病、脑出血未治愈、出血性疾病、败血症、对温度感应失去知觉、严重血栓、怀孕等情况时均不宜足浴。

★注意泡脚桶的卫生清洁。如泡脚桶清洁不彻底或者壁桶内没有进行抗菌处理，脚上细菌就容易残留在桶壁内，造成对脚部的反复感染。

❦ 手浴

人的手掌血脉丰富，有6条经络通过，"手浴"就是通过外部受热刺激对人体经络产生影响，达到治疗、缓解人体疾患的目的。通过"手浴"，可以使双手血液升温，温暖的血液再流回心脏，经过10分钟左右，人体内的全部血液都会变暖，而且，血液经过分支血管会流经大脑、眼睛、双肩等部位，达到治疗肩周炎、失眠，提神，明目等多种功效。

☆适应证

专家提示，"手浴"一年四季都可以做，尤其对许多阳气虚、畏寒的女士和手脚发凉的老人，保健作用更加明显。因为"手浴"就可以发挥独特的驱寒作用，加快末梢血管的血液循环，从而有利于体内气血的运行。同时再配合"足浴"，效果会更好。

☆操作流程

与足浴相比，"手浴"的方法更简单易行：接一盆热水，温度在40~42℃，水量以全部浸没双手为宜。将双手张开，浸泡在水中5~10分钟。若中间水温不够热可再加热水。"手浴"时还需要注意身体的姿态，双肩要完全放松，一边做深呼吸，一边揉搓手掌的各个部位。泡完后要及时用干净毛巾擦干并注意保暖。一般早晚各1次即可，如果上班族中午感到疲惫，也可在办公室浸泡1次。

❦ 头面浴

香汤浴面，为中药浴面之别称，初源于《备急千金要方》之"千金洗面药"，以冬瓜仁半升，黑豆四升，猪胰二具，大猪蹄一具，冬瓜仁、细辛、白术、土瓜根各一两，防风、白蔹、白芷各二两，商陆三两，皂荚五挺入水浴面，可除皯黯悦白。古人有霜桑叶浓煎收之以煮水浴面，以为"洗面光彩方"，可祛风润肤，令面光滑如镜；亦有春取桃花，夏摘荷花，秋采芙蓉，冬煎雪水以为香汤，以三花除皱，一水驻容。该疗法主要是将中药浴液倒入清洁消毒的脸盆中，待浴液温度适宜，进行沐发，洗头，洗面。

☆适应证

浴面有畅通气血，祛风散寒，提神醒脑之效，常用以治感冒、鼻炎、头痛、失眠等头面部疾病。同时该浴法在面部皮肤美容及护发美发方面具有显著的疗效。

注 意 事 项

★沐发洗面时要注意避风寒，同时也注意防止浴后受风，有面部急性炎症性渗出明显的皮肤病者应该慎用。

二、四季药浴养生

我国传统文化博大精深，在顺应自然的养生之法上，各家学说均可找到类似的观点，所以中医"顺应自然，天人相应"的核心基本理念是可以被参考和推崇的。中医四季养生十分强调人与自然的关系，认为人应顺应自然环境、四时气候，春夏秋冬四个季节各自有各自的特点，即春暖、夏热、秋凉、冬寒的变化，通过各种方法颐养生命、主动调整自我、增强体质、预防疾病，从而达到防治未病、延年益寿的目的。《灵枢·本神》言："智者之养生也，必顺四时而适寒暑。"古代医家也强调："顺四时则生，逆四时则亡。"这些古籍所记载下来的言论观点，就进一步强调了人类顺应四时养生的重要性。

在中医里，"春夏养阳、秋冬养阴"是四季养生的基本原则，无论我们日常的饮食、出行、运动、作息等日常活动，均离不开四季带给我们的持续性的影响，故中医养生顺应四季的原则便很好理解了。在《史记·太史公自序》中曾经提到："夫春生夏长，秋收冬藏，此天道之大经也。"四时的阴阳，春夏养阳、秋冬养阴是顺应四时阴阳变化的养生之道的关键，同时也反映出逆其四时阴阳变化的危害。中医药浴可视为中药外治的一种方法，所以我们不仅要根据个人体质的变化合理选择适合自己的药浴，同时也要注意季节时令的变化。

❧ 春季养"生"

春生，指生长、发生、生机。春为四时之首，万物复苏，天地生机盎然，春天是万象更新的开始，是一个从无到有的季节。春天五行属木，"木"有生长延伸的意思，所以春季养生必须掌握春令之气升发条达的特点，注意保卫体内的阳气，使之不断充沛，逐渐旺盛起来，凡有耗伤阳气及阻碍阳气的情况都应该避免。

自古以来中国便有"踏青"的习俗，每到春季，人们便习惯约上家人亲戚或三五好友趁着大好春光到风景秀美的郊外游玩，尽兴之后抵暮而归，因为春天五脏属肝，所以在春天要保持精神情志的舒畅，保持积极恬静的好心态，避免暴怒焦虑，肝气郁结。春天虽然气温已经回升，阳气不断复苏，可是初春寒气并未完全消散，倒春寒时常来袭，三月小雨也会冷得人们好像回到初冬，湿滴滴的天气也让人没精神，祛湿驱寒依然不得怠慢。

在春天药浴的选择上，我们理应当根据上述的这些方面多方考虑，通过药浴的温热之气起到升阳固脱的作用。将丹参、艾叶、泽兰、柑橘、乌药、冬青叶、小檗、赤芍等温经、升阳、散寒之品加水熬煮30分钟，倒出药液兑水，保持水温度在40℃左右，浸泡25~30分钟即可，通过药浴的作用能加速血液循环，舒筋活血，能很快地消除一天的疲劳，使人感到轻松愉快，同时药材的作用也能使阳气生发、气血畅通，加速新陈代谢，温暖全身，还能提升气色。

药浴后多数人会出现全身发热、微微汗出的情况，这是正常的，应及时擦汗或者换下湿掉的衣服，以防着凉。

🐝 夏季养"长"

夏季，气候炎热，万物生长，当属是阳长阴消的极时，是一年之中阳气最为旺盛的季节，是天地之气上下交合之季。中医把夏季分为夏和长夏，夏五行属火，长夏五行属土，《尚书·洪范》："火曰炎上，土爰稼穑。"这里的"炎上"，是指火具有炎热、上升、光明的特性；稼穑，泛指人类种植和收获谷物的农务活动。中医将夏季延伸为温热、生化、承载、受纳等季节特点。所以我们在日常养生的时候要顺应天地交合的变化。

夏季人体自身也在悄悄变化，比如在夏天，我们时常会有多汗、乏力、气短、口渴、唇干舌燥、大便干结、尿黄、心烦等症状，甚至有人中暑。这是因为在夏天人体阳气外发容易外泄，一旦暑邪侵入人体，会耗伤津液，一旦升泄太过，则会有热邪伤血络，扰乱心神，进一步造成神昏，甚至猝然昏倒，不省人事而死亡。所以夏季的药浴选择上应当慎重，如若不小心选到了一些大热伤津的药材入浴，不仅不会给我们的健康带来好处，还可能会适得其反，伤到身体。

五脏中夏属心，长夏属脾，心的生理功能是主血脉和主藏神；脾为"后天之本，气血生化之源"，脾的生理功能是主运化和主统血。在炎热的夏季，以暑湿之气为主，暑为阳邪，其性升散，易耗气伤津，损伤人体的阳气。而暑多夹湿，湿为阴邪，易损伤阳气，有重浊、黏滞、趋下的特性，所以在炎热潮湿的夏季，湿邪易困脾阳。因为脾是喜燥恶湿的，一旦脾阳被湿邪所遏，会导致脾胃不能正常运化水谷，就会出现食欲不振，大便不爽，身体沉重，周身乏力。

夏季除了清热祛暑之外，也要顾护阳气，必应养阳。在药材的选择上，可选择性味偏酸咸之品，清火散热的同时也能防止过多地流汗，防止身体中盐分过多地流失，例如薏苡仁、乌梅、五味子、生姜、陈皮、野菊花、蒲公英、赤芍、莲子、藿香、厚朴、砂仁等。如若睡眠不好、夜晚烦躁不安的人，也可在上方基础上选择酸枣仁、柏子仁加入其中，起到养心安神的作用。将药材加水熬煮25~30分钟，倒出药液兑水，水温也要保持40℃上下，不能因为夏季炎热就贪恋凉水，浸泡25~30分钟即可。如若出汗较多的人还可以在药浴中加入些许白醋，不仅可以使皮肤变得光滑，还可以杀菌抗菌，有助消除霉菌、脚癣、皮肤病。

夏季泡脚正逐渐被大家认识，在夏天用温水泡脚能更好地刺激经络，振奋人体的脏腑功能。特别是先天脾胃不好的人更适合夏天泡脚，当脾胃好了，就不容易被湿气侵犯。泡脚以后也可以做些简单的按摩，比如在脚心（涌泉穴）、脚趾、脚跟处细心找找有没有痛点，每个痛点处按揉3分钟，会达到事半功倍的效果。

🌾 秋季养"收"

秋季，天地阳气渐收，阴气渐长，秋高气爽、万物收敛，是一个丰收的季节。秋五行属金，《尚书·洪范》："金曰从革。"从，顺也；革，即变革、改变，指金有刚柔相济之性，引申为在秋季中具有沉降、肃杀、收敛等性质或作用的事物和现象。秋天是阴消阳长的时候，所以要以养阴为主。秋季在五脏中属肺，而肺的功能是主气司呼吸，主行水，朝百脉，主治节，以宣发肃降为其运动形式，同时肺为娇脏，喜润恶燥。燥为秋季的主气，具有干燥、收敛的特性。我们在秋天通常感觉夏天的大汗淋漓、湿气围绕的感觉不见了，会感觉很干燥，身体也有一些反应，比如口鼻干燥、咽干口渴、皮肤干涩、小便短少、大便干结难下等。这是因为燥邪侵犯人体，损伤了津液。

在秋天，万物开始凋零，"秋风萧瑟，洪波涌起"的景象通常会令人心情低落、情绪悲伤、触景生悲，所以在秋天要注意保持心情舒畅，培养乐观的情绪，使神志安宁，以缓和秋季肃杀之气对人体的影响。药浴的正确选择和使用能帮我们缓解季节带给我们的不适。在药方的选择上，我们应当倾向于清肺润肠之品。

将杏仁、绿茶放到水中煮，可以在水热的时候先洗脸洗手，然后加些热水调整成自己舒服的温度泡脚，连续用两周，可以滋润皮肤，消炎杀菌，补充维生素和矿物质，防止秋天皮肤干燥、萎黄、粗糙。将罗汉果、麦冬、百合、党参用沸水煮开，可饮可泡，起到滋阴养肺的作用。再如，可将桂枝、龙眼肉、桑枝、当归、党参等药材加水熬20分钟左右，倒出药液兑水，保持水温度在40℃左右，浸泡25~30分钟，可以通过皮肤腠理将药效渗透到体内，起到温中散寒，宣肺止咳的作用。有些人在秋天容易情绪不稳定、低落悲伤时有发生，血压高的人群可以选择磁石、石决明、党参、黄芪、枳壳、乌药、蔓荆子、白芍、藜芦、牛膝、杜仲加清水浸泡10分钟，熬煮之后兑凉水浸泡双脚30分钟，可平肝潜阳，对血压的控制有帮助。大家按照自己的不同情况，合理地选择适合自己的药方，相信可以在秋天也能拥有健康的身体和舒适愉悦的心情。

🐝 冬季养"藏"

冬季，草木凋零，万物闭藏，是一年中最寒冷的季节。冬季五行属水，《尚书·洪范》："水曰润下。"润下是指水具有滋润、下行的特性，引申为在冬季中具有滋润、下行、寒凉、闭藏等性质或作用的事物和现象。因此，要注意冬季闭藏隐匿的特性，而顺应自然的养生之道就是"养藏"，要注意收藏阴精，保护阳气。五脏关系中冬属肾，肾为先天之本，其主要生理功能是主藏精，主水，主纳气。在寒冷的冬季，由于阳气的闭藏，人体新陈代谢水平相应较低，因而要依靠生命的原动力"肾"来发挥作用，以保证生命活动适应自然界变化。寒是冬天主气，我们在冬天身体也会发生相应的反应，恶寒、发热、无汗、鼻塞、流鼻涕等都是阳气衰退的表现。如果寒邪过重，会有气血津液凝结、经脉阻滞，这时会有头身肢体关节疼痛、女性月经不调等症状，故要以温中散寒、补肾助阳为主。

　　选择菟丝子、益智仁、肉苁蓉等补肾阳之品，附子、花椒、吴茱萸、胡椒、干姜、肉桂、丁香等温中散寒之品，女性月经前后可以适当选择益母草、红花、泽兰、鸡血藤、丹参、桃仁等活血调经之品，将上述药味按照实际情况合理配伍，以清水煮20~30分钟，兑清水浸泡，可以起到防止阳气外泄的作用。为了防止阴阳失衡，也应适当补肾阴，选择龟甲、鳖甲、黄精等加入药浴，使得药效充分发挥，顺应冬天的特性，尽量保证舒适健康。

　　我们不难发现，人与自然界是不可分割的整体。"人以天地之气生，四时之法成"，人与自然是一个有机的统一体。自然界的复杂变化，会影响到人体的各个方面。养生之道就是顺应自然之道，在养生实践中，我们应该充分认识到这一原则的重要性和指导性，在了解和把握自然界气候变化规律的基础上，要结合季节特点，顺应阴阳的变化，运用中医的理论选择适合自己当下症状的药浴，只有这样才能使药浴发挥作用，不浪费药材，不浪费精力，更是保障了自己的健康，不要一不小心适得其反，得不偿失。尽量做到人与自然的和谐统一，使机体处于阴平阳秘的健康状态，预防疾病的发生，最终达到延年益寿的目的。

三、民族药浴养生

❊ 哈尼族药浴

☆ 历史起源

哈尼族历史悠久，居住于我国云南哀牢山与无量山地区，这里处于寒温带、亚热带和热带的特殊立体潮湿气候区。在恶劣的自然环境中，哈尼族人风湿病、妇科病、皮肤病比例仅有3%，比一般城市少80%。百岁老人比比皆是，创造了很多七世同堂的奇迹，这引起了很多专家学者的关注。他们发现了哈尼族流传千年神奇的药浴祖方《千山草济世方》，独特的药浴文化，支持他们得以健康长寿，繁衍生息。他们世代用哀牢山的几十种中药煎来泡澡，而且还有诸多讲究，比如采药必须在上午完成，因为上午是大自然最具生机的时段，此时采的药药效最好。要将苦楝树皮、青龙草的根、金银花的花、冬菇的块茎、野山梨的果实，全部收入囊中。正是这种独特的药浴文化，使得他们生生不息、健康长寿。

☆ 药浴特色

哈尼族药浴的特色在于"三进三出"，即泡3次、休息3次，每次泡5~10分钟，累计泡浴时间达到20分钟以上，这样才能达到最佳效果。

第一泡时，如果是首次泡浴，把水温调整在38~40℃，水位接近腹部，并且在泡浴过程中随时调整温度。泡浴过程中，不时拿来略高于体温的养生茶补充水分，增强肌体排泄毒素。如果药力药效稍强，在入浴时敏感体质的人会感觉有些劳累，有部分人出汗较多，这是正常现象。对于有泡浴经验的人而言，第一泡的水温可以升高到身体耐受范围之内，最好多坚持一段时间，达到8分钟以上，直到有出汗、疲劳等排毒反应后再休息。

出水后平躺休息3分钟左右，把水温升高，水位提高到胸部以下时，就能进行第二泡了。可将散发着热力的草药包垫在脖颈后，不断将药浴热水由上向下冲淋，并细心地观察反应，泡浴出汗后，就能看出人体的很多亚健康症状。拿出汗部位来说：如果头部出汗较多，老人和女性多属于气虚，常伴有精神倦怠、食欲不振、睡眠差、多梦等表现；如果是心窝、胸口多汗，属于思虑过度，导致心脾虚或心悸、心慌甚至乳腺微循环差，需缓解压力、调节身心等。

第三泡时，水位和水温又调低了。这是为了帮助泡浴者调理至最佳泡浴效果。整个泡浴过程中间休息2~3次，每次休息6分钟，补充身体所消耗的能量，缓解身体不适，累计泡浴时间要达到20分钟以上

☆药浴功效及药物成分

哈尼族药浴有排毒养颜、养心安神、舒筋活络、祛湿通经、养宫驱寒等数个系列，组方由透骨草、九节风、杜仲藤、香石藤、大钻、大发散、扶芳藤等49味纯天然珍贵草药配制而成，这些药草在云南哀牢山独特的气候生态环境中生长，药力较强。

✪排毒养颜型药浴

【组成】鸭脚艾、仙鹤草、谷沙藤、五指毛桃、九龙盘、大血藤、穿破石、杜仲藤等。

【功效】出汗排毒，改善微循环，促进睡眠，增强内分泌系统功能和免疫力，提高神经调节功能，缓解精神压力，调理人体气血，促进血液循环，消除疲劳，紧致皮肤，延缓衰老。

✪舒筋通络型药浴

【组成】鱼腥草、不出林、九节风、小钻、大钻、麻骨风、散骨风等。

【功效】祛风活络，活血散瘀，除湿止痛，行气强筋骨，对风

湿性关节炎、风湿痹痛、腰腿痛、腰肌劳损、关节痛等有很好的疗效。

✪ 养心安神型药浴

【组成】荆芥、石菖蒲、薄荷、野木贼、牛膝、五加皮、细辛等。

【功效】适用失眠、精力减退人群，能提精养神，消除疲劳，恢复体力，红润面色，光泽肌肤，渐消皱纹，改善输出量，增强心脏的供血功能，显著改善血液循环及全身的微循环，焕发生命固有的活力。

✪ 祛湿通经型药浴

【组成】黄柏、百部、地肤子、苦参、蛇床子、苍术、凤仙草等。

【功效】调节内分泌，调经活血，通经行血，美白润肤，静心安神，对各种妇科炎症等有很好的疗效。

✪ 养宫驱寒型药浴

【组成】荆芥、紫苏、香薷、干姜、白背桐、忍冬藤、益母草等。

【功效】消炎杀菌，暖宫祛寒，通经活络，活血化瘀，增强自身免疫力，调节内分泌，保养卵巢，提高性欲，修复子宫，焕发容颜光彩，延缓衰老。

✪ 养肝明目型药浴

【组成】半枝莲、鸡骨草、田基王、满天星、翠云草、茵陈、虎刺等。

【功效】具有清肝明目，促进视神经功能恢复，改善局部血液循环，消除局部自由基的功效，调节及促进视力与肝肾功能健康，增强免疫功能，改善生活质量，提高生存能力的作用。

✪ 强腰固肾型药浴

【组成】麦冬、茯苓、淫羊藿、补骨脂、山茱萸、五味子、乌梅等。

【功效】适用于肾虚劳损，阴阳俱亏所致的腰脊疼痛、腰膝酸软、腿足痿弱、头晕耳鸣等症，改善腰酸背痛、肌肉疲劳、下肢酸沉无力、畏寒怕冷、手脚冰凉等亚健康状态。

✪ 纤体紧致型药浴

【组成】熊胆木、箭杆风、穿骨风、朱砂根、大驳骨、血风藤、大叶紫金牛、山栀子。

【功效】健脾助消化，调理肠胃，利水消肿，排毒润肠通便，清脂消瘀，纤体减肥，缩阴、收腹，美容养颜，紧致肌肤。

✪ 哈尼族古方足浴粉

【组成】墨旱莲、千里光等49味云南独特气候条件下生成的天然珍稀中草药，按千年古方精制而成。

【功效】抑菌止痒，活血止痛，活化细胞，调节血压，改善血液循环，舒筋活络，消除疲劳，助眠安神。对脚气、脚癣、足部血液循环差等有神奇功效。

【适用人群】男女老少皆宜。

【适用范围】足部疲劳、风湿、足部冰冷、脚臭、脚癣、足部湿疹、瘙痒症、失眠、疲倦等。

要点

哈尼族药浴借水的温度、水的机械刺激和药物的作用，对肌体发挥养护效能。药物的有效成分通过皮肤、黏膜、经络等进入体内发挥作用，避免了药物对胃肠道的刺激，也避免了消化酶的分解破坏作用，直达脏腑、筋骨。具有通气活血，消除疲劳，防病治病，显著改善人体亚健康状态的功效。

🐝 傣族药浴

☆ 历史起源

傣族药浴的历史源远流长，药方源于2500年前的《贝叶经》。药浴傣疗法奠基于秦代，发展于汉唐，充实于宋明，成熟于清代，已有两千余年的历史。目前，通过与现代科技的融合，药浴疗法有了长足的发展，从药物的选择、配方、炮制及给药都有了更科学的依据，疗效也有了科学的判定。

傣族药浴是傣族医药保健之瑰宝，是傣族妇女生产后的一种防治疾病，消除妇科炎症，防产后中风，迅速改善产后虚弱的方法。傣药中的草药包与多种特殊药物配方粉碎，可用于熏、蒸、泡浴、足疗、药泡按摩等，主要作用是发汗解表，和气散邪，疏通经络，促进邪毒、炎性病质及其他异物随汗外泄。这种自然排毒、内病外治的独特草药包，能用在防疫保健，改善亚健康，恢复人体自我潜力，调气和血，解毒避秽，杀虫止痒诸多方面。傣浴经过了2000余年的发展历程，为边寨人民作出了伟大贡献，已被列为国家非物质文化遗产。

☆ 药浴特点

傣浴有5个唯一，分别是唯一的气候、唯一的土壤、唯一的微量元素效应、唯一的"药祖"、唯一的千年泡浴配方。

✪ 唯一的气候

西双版纳热带雨林地处北回归线以南的热带北部边沿，属于热带季风气候，终年温暖、阳光充足、湿润多雨，是地球北回归线沙漠带上唯一的一块绿洲，是中国热带雨林生态系统保存最完整、最典型、面积最大的地区，也是当今地球上少有的动植物基因库，被誉为地球的一大自然奇观。五千多种热带动植物云集在西双版纳近两万平方公里的土地上，令人叹为观止。于是阳光、云雾、雨水交替作用的特殊气候，造就了西双版纳中药材的繁多种类以及好药效，其功效是其他地方的2~3倍。

✪ 唯一的土壤

中药生长最适合偏酸性而湿润的腐殖土。因为腐殖土不但能保持充分的水分，当中多有天然的有机肥和植物生命所需的三大要素——"氮""磷""钾"。这三大元素一定要在偏酸性、湿润的土壤环境中才能溶解，再被中药植物吸收。西双版纳热带雨林土壤偏酸性，其自然形成的比例最适合大叶子中草药树种的生长。

✪ 唯一的微量元素效应

微量元素是生物生长过程中的必须条件，其重要性遍及整个生物生命科学。西双版纳热带雨林土壤的有机物质、微量元素含量丰富，天然配合合理，而且这些微量元素已经被中药植物吸收合成水溶性物质，更容易被人体表皮吸收利用。现在各种矿泉水、纯水、蒸馏水品牌繁多，但也比不上西双版纳热带雨林这块土地所长出的中草药微量元素齐全，容易吸收。

✪ 唯一的"药祖"

众所周知，西双版纳热带雨林有"植物王国""香料之乡""天然花园""天然药材宝库"等美称，很多中草药材有千万年以上的化石出土，千年以上的药材种类更是比比皆是。追根溯源，全世界的中药材，多出自云南。这个唯一性，是傣浴最根本的唯一。

✪ 唯一的千年泡浴配方

傣浴配方采用2500年前的古老配方。据文献记载傣族自古就生活在炎热、潮湿、多雨的西南边疆地区，容易引发多种疾病。傣族男女老少日常均有一种独特的"药水澡"习俗，他们采集当地热带雨林生长的天然药草，洗净晾干，由家中年长的老人分类，并根据家人健康状况，选择不同的药草，用大木桶做澡盆，洗"药水澡"。全身都浸泡在药水中，清洁身体，沐浴解乏，清热排毒，以达到强身健体、益寿延年的目的。大量的实验和案例证实傣浴具有预防治疗皮肤病、妇科病、风湿关节病等实际功效。

☆ 药浴功效及药物成分

✪ 雅解木方（疏肝利胆）

【组成】傣百解、先勒龙、埋闪罕、南晚、哈芽拉勐囡、帕糯等。

【功效】调理肝胆系统，疏肝利胆，减轻肝肾负担；舒筋活络，活血化瘀，缓解情绪。

【适用人群】有肝郁气结，胆气不舒，肝火旺盛，胸肋疼痛，眼干，耳鸣；头晕目眩，失眠多梦；经期综合征；免疫力低下，烦躁易怒；面部呈现出面色晦暗，发黄发黑，斑点等状况的人群。

✪ 雅解火方（养心安神）

【组成】傣百解、百样解、邓嘿罕、罕好喃、咪火哇、皇旧等。

【功效】有效改善睡眠，恢复体力，增强心脾功能。安定心神，养心补血，改善失眠健忘、神经衰弱、手脚冰凉等。

【适用人群】心火旺盛，精神压力大，易疲倦，失眠健忘，神经衰弱，手足冰凉等人群。

✪ 雅解土方（健脾养胃）

【组成】傣百解、罕好喃、景郎、补累、匹囡、娜聋等。

【功效】理气和中，健脾消食，健胃生津，理气止痛，改善胃肠不适症状。增加胃动力，增强肠胃蠕动，排除肠道内堆积的毒素，改善便秘，预防直肠及结肠癌变。改善皮肤哑暗发黄、毛孔粗大、容易长痘等症状。

【适用人群】胃蠕动缓慢，便秘，口臭，胃胀气，脾虚，胃腹胀满，消化不良，食欲不振，胃痛等胃肠功能不佳人群；有皮肤晦暗，毛孔粗大，痘痘粉刺，痤疮肌肤者。

✪ 雅解金方（滋阴润肺）

【组成】傣百解、咪火哇、罕好喃、锅麻过、比比亮、抱冬电等。

【功效】和中解表，清除肺部毒素，改善手足心热，缓解鼻塞、鼻痒症状；调节肠道功能，改善便秘；解决皮肤堵塞、毒素沉积引起的干燥，粗糙，毛孔粗大，油脂分泌不均，肌肤敏感等问题；滋阴润肺，强肾健体，增加人体免疫力等。

【适用人群】易感冒，咳嗽，鼻塞流涕，呼吸不畅，鼻炎，免疫力低下者；长期吸烟或二手烟吸入办公室人员，空调房工作人群；有面部油脂分泌不均，痤疮，粉刺，痘痘等皮肤问题的人群。

✪ 雅解水方（温肾固元）

【组成】傣百解、麻巴闷烘、内管底、麻新哈布、娜罕、皇旧等。

【功效】生精养血，温经祛寒，调理肾气，改善睡眠质量，腰酸背痛，延缓衰老，围绝经期提前等诸多症状。

【适用人群】腰酸背痛，手脚冰冷，抵抗力低下，皮肤干燥晦暗，黑眼圈增多，畏寒怕冷，眩晕，健忘，易怒，容易疲劳，睡眠不安，睡眠质量低下，痛经，泌尿系统疾病等人群。

要 点

　　傣浴是在身、心、灵和谐健康的前提下倡导如何活得更好的原生态养生方式，利用自然中的金、木、水、火、土对人体的身、心、灵进行调养，达到五脏六腑的阴阳平衡。根据这些特点来进行傣浴特色"望、闻、问、切"四诊，观察和判断脏腑病变及其相互影响，对疾病的性质作出分析判断，检测身体最真实的健康状况。

🐝 哈萨克族药浴

✩ 历史起源及药浴特色

哈萨克族医学"布拉吾"，即汉语药浴、熏蒸治疗的意思，是哈萨克族人民在长期医疗实践中总结出的用哈药煮沸之后产生的蒸气熏浴和药物煎汤洗浴全身或局部，哈萨克族医学治疗多种疾病的独特疗法。因其丰富的临床经验和独特配方，成为哈萨克族医学传统疗法的重要组成部分，是哈萨克族民间流传几千年的治疗方法，群众喜用，具有祛风散寒、除湿通络、消肿止痛的作用。这是哈萨克族人民在与自然界和疾病作斗争的实践中，逐步积累的医学智慧，他们发明了具有民族特色的诊断疾病、治疗疾病的方法和措施。

哈萨克族药浴疗法治疗膝骨关节炎疗效确切，可明显减轻疼痛，具有简便廉验、安全可靠、适用范围广等特点。

✩ 药浴功效及药物成分

✪ 风寒侵袭

【组成】侧柏叶、红柳、防风、骆驼蓬等。

【用法】备用药物装入纱布袋中，用大锅加水1.5L，放入水中浸泡3~5小时后蒸气加热煎煮1小时，取汁注入木制浴池中，药水温度38~42℃，备用。药液温度适宜时，病者在药液中浸浴50~60分钟，每天1次。

【功效】祛风散寒、活血止痛。

✪ 寒湿痹阻

【组成】荨麻草、骆驼蓬、合叶子、白鲜皮等。

【用法】根据患者所患疾病，选取对症的药材，将草药先用温水浸泡约30分钟，再加5L水煮沸30分钟。在足浴桶上套上塑料袋，将滤过药渣的药水倒入其中。患者一般先将治疗部位在药水蒸气中熏蒸30分钟至1小时，再将治疗部位在药水中浸洗约1小时。一般治疗约为10天1个疗程，可根据患者病情延长疗程。

【功效】驱寒除湿、通络止痛。

✪寒邪刺入

【组成】骆驼蓬、荨麻草、煎前胡、伸筋草、秦艽等。

【用法】将药物装入纱布袋中，用大锅加水1.5L，放入水浸泡3~5小时后蒸汽加热，煎煮1小时取汁注入浴池中，药水温度36~40℃备用，患者在药液中全身浸泡30~60分钟后出浴，保暖避寒，第1个疗程14天，第2个疗程21天。

【功效】祛寒通络、舒筋止痛。

> **要点**
>
> 哈萨克族药浴主要以药物的渗透作用及蒸汽的热力联合协同作用，使药物受热而扩张毛细血管，直接作用于病变组织，直接消炎止痛，祛风除湿，舒筋通络，促进病变组织的血液循环，减轻肌肉痉挛，促进炎症反应介质的吸收，解疼痛、滑利关节，不断提高膝骨关节炎患者的临床疗效和治愈率，减少膝骨关节炎复发，提高膝骨关节炎患者生活质量。

❧ 土家族药浴

☆ 历史起源

土家族医药的形成是土家先民与大自然不断斗争的结果。土家族的聚居区，从古至今基本是固定在湘、鄂、渝、黔四邻接壤的内陆山地，一般称之为武陵山区：北起大巴山，中经巫山，南过武陵山，止于南岭，是一条文化沉积带。古代的许多文化景象，在其他地方已经绝迹或濒临绝迹了，在这个地方却尚有遗迹可寻。如此长又这么宽的一条文化沉积带，在中国是绝无仅有的。由于土家族居住地多在山区，环境恶劣，多雨水和云雾，终年湿度较大，所以风湿病、皮肤病也较为突出，经常出现外伤、骨折、虫蛇咬伤等自然现象所致的疾病；在用药方面多以地方草药为主。民间多以治疗跌打损伤、断骨、疱疮、疑难皮肤病等病为特长。因此，独特的自然和人文环境孕育了独具特色的土家族医学。

☆ 药浴特色

土家癣浴将天然草本、理疗（温度、物理按揉）、水疗等自然疗法融为一体，运用清毒、排毒、滋养原理，修复各类顽固癣肤。土家癣浴不添加任何激素等西药成分，外用方法直接作用于皮肤，无需内脏吸收分解，不会造成内脏损伤，孕妇和儿童都能安全使用，是绿色自然疗法。土家癣浴独家天然草本帮助清除角质、排出毒素，修复、滋养受损皮肤组织细胞。人体内所有器官都与皮肤上反射区域保持互动关联，温度和物理按摩促进皮肤新陈代谢和皮下微循环，刺激皮下经络，帮助皮肤和内脏排毒，恢复自然免疫力。水疗能清洁皮肤，加速新陈代谢，改善组织和器官营养状况，舒缓身心压力，增强皮肤抵抗力。

☆ 药浴功效及药物成分

根据病情选用不同的药物，如毛茛、大蒜、野棉花、仙人掌、筋麻、半截烂等药，每味30~100g（鲜品），用大瓦罐煎浓。然后将药水倒在水桶、脸盆或脚盆中浸泡擦洗患部，每次30~60分钟，每日1次。如全身骨节痛将药水倒在盆中，浸泡擦洗全身；半身瘫痪麻木者，以药水，擦洗患肢；手脚痛、坐骨神经痛，可将药物倒入脚盆中，人坐在里面泡擦。用酒或醋泡药物亦可，但孔窍、阴部不宜用酒浴法。本法多用于风湿性关节炎、肢体麻木、中风后偏瘫、骨干肿大胀痛、肢体浮肿、坐骨神经痛、皮肤瘙痒症。

◇ 要 ◇ 点

　　土家药浴常用的治疗方法方便、快捷，易于学习掌握，且药源广泛，取之于大自然，毒副作用较少，患者容易接受。但由于历史原因，使其理法方药缺少理论上的指导与佐证，故推广较难，加之受西医学的影响和冲击，致使很多地方，土家族传统医术医药已濒临淹没。但土家药浴为世世代代当地居民提供有效治疗，延续生命，此方法应当广泛传承。

❀ 藏族药浴

☆ 历史起源

　　藏医的"药浴疗法"是藏族人民在长期使用天然温泉浴身疗疾、强体防病的实践经验中总结而形成的一种民间浴疗保健法，至今已有1300年历史。后经历代藏医依据"三因、五元学说"理论，从理、法、方、药上不断完善，创造出了藏医独特的"药汁浸泡型"外治法。

☆ 药浴特点

　　藏医药浴疗法是在传统温泉浴疗法的基础上和藏医理论的指导下，针对高原常见病、多发病，采用藏区特有药材制成以"五味甘露散"为主的配方，加入酒曲使之发酵后制成药液，将病体浸泡于温热药液中洗浴，在水的热能作用下，打开人体毛孔，使药物的有效成分透皮渗透吸收，迅速到达病所，再通过发汗祛风将病毒排出体外，从而达到祛病强身的一种特殊的藏医外治疗法。"五味甘露"是5种高山植物药，根据《四部医典》记载，五味药分别为圆柏枝、杜鹃花、水柏枝、藏麻黄、青蒿，这五味药材构成了藏医药浴的基础配方。

　　藏医药浴疗法一般分为天然矿泉浴和人工药水浴两大类别。人工药浴疗法又包括水浴法、蒸浴法两种。操作流程是将全身或部分肢体置于煮药蒸汽中熏蒸，用煮药的药物缚敷或浸泡药汁中洗浴，然后卧热炕发汗。通过热及药的双重作用，疏松筋骨，理气通络，活血化瘀，祛风除湿，从而达到治病目的。

目前藏医药浴设备主要是浴桶，常由杉木和柏木制成，也有医疗机构采用普通陶瓷浴盆替代。药液制备主要采用单独煎药再加入适量热水的方法调配，或采用电加热装置以便更好地控制浴盆水温。

☆ 药浴功效

✪ 保健作用

藏医药浴疗法可以通过皮肤吸收药物从而改善皮肤生态系统，增强新陈代谢，改善心血管血液流畅及功能。在温热环境下，皮下血管会扩张充血，心率加快，新陈代谢旺盛，对心血管的功能有锻炼作用，由此达到保健治病的目的。

✪ 提高睡眠质量

藏医药浴对睡眠的改善和加深作用，有以下几个原因：第一，藏医药浴的安神、活血、通络、解疲作用；第二，藏医药浴独特的渗透作用，可以使机体及精神在药物浸润热能和药效双重的作用下得到高度放松，继而使纷乱的大脑思绪得到安抚和平静。

✪ 改善疲劳，提高精神

藏医药浴具有"排毒"与"清理"的作用，可以有效调整人的精神状态，减轻或解除"疲劳""肌肉酸痛""神经衰弱"等症状。对高度精神压力、精神紧张、长期失眠的脑力工作者是一种集调理、放松、解疲、保健为一体的疗效显著的治疗方式。

✪ 提高免疫力

常用于藏医药浴中的药，很多具有活血化瘀、滋润肌肤、除风祛湿、解除毒素的功效成分，可以有效分解血管中的沉积物质，改善管壁的自然功能及弹性。药浴时药物可透过皮下孔窍进入毛细血管，再通过血液周身循环，进入人体的各个组织、器官，同时，在藏医药浴的热能作用与药物的发汗作用下，体内分解后的有害物质可以随着汗液与其他体液，在"捂汗排毒"的环节中，排出体外，从而达到"吐故纳新、排除毒素"的作用。

☆藏医药浴还有改善发质、补充皮肤水分、调节内分泌等作用。

要点

2018年藏医药浴法被联合国教科文组织保护非物质文化遗产政府间委员会会议决定列入《人类非物质文化遗产代表作名录》，古老的药浴养生方法再次散发出它独特的魅力。藏医药浴法大多以"五味甘露散"为基础方，所以又称五味甘露浴，即圆柏叶、杜鹃叶、水柏枝、藏麻黄、青蒿，五味药用植物，不同的病症可以加入一味或几味其他中草药。具有廉、简、便、易等特点，不经肠胃道吸收，无毒副反应、无痛苦。尤其对类风湿关节炎、偏瘫、痛风、失眠、皮肤病等疗效显著。但是药浴虽好，可不是人人能用。孕妇、高血压患者、严重心脏病或心功能不全者、有出血倾向的患者、高热性疾病患者、有活动性肺结核及其他传染性疾病的人、肝肾功能不全者、浮肿者忌用。

🌿 壮族药浴

☆历史起源和药物成分

考古资料证明，壮医药浴源远流长，远在石器时代壮族先民学会用火之时即有萌芽，是千百年来壮族人民赖以防病治病的有效手段和方法之一。自古至今，壮医药浴一直是壮族人民预防疾病，强身健体的重要方法。同时壮族还是一个尚武民族，自幼即练武强身，习武时也常用中草药泡洗全身，以消除疲惫，增强功力。直至今天靖西、德保、田阳、百色一带习武的人仍习惯用草药泡洗或熏洗。

靖西壮族流行五月初五进行药浴，据说这一天百草受天地之灵气，有"无草不成药"之说，在这一天，自行上山采药或到市场采购，合煮一大锅药水，全家淋浴或熏洗，据说可以祛邪、健身、消灾保安、避疫气。这些药物大都为红龙船花叶、黄皮果叶、柚子叶、五月艾、大风艾、苦楝叶、青蒿、香茅、菖蒲全株等，这些中草药中含有大量皂苷、挥发油、生物碱、鞣质等，对过敏性皮炎、疥疮、腰腿痛、风湿性关节炎等均有一定疗效。用现代科学眼光来看，红龙船花叶、苦楝叶、青蒿有消炎抗菌作用，青蒿还有避瘴气（疟疾、急性传染病）等作用；黄皮果叶、柚子叶含挥发油，有芳香化湿、理气止痛的作用；五月艾、大风艾能祛风除湿；香茅、菖蒲有芳香走窜、止痛的作用。这种药浴无疑对壮族人民的保健起到了重要的作用，因此壮族的药浴（草药熏洗）有广泛的群众基础与实践。

☆**药浴特色和药浴功效**

壮族药浴有预防、保健及治疗作用。壮族的药浴与其他民族使用的方法大致相同，其特色在于使用有地域性的草药，煮水全身泡洗或局部浸洗，多使用小口缸和木桶熏洗。利用药物效用和温热的物理作用，促进血液循环，疏通经络，祛风除湿，润肌肤以及杀灭病菌，其适应范围很广，各种皮肤病、性病、腰腿痛、风湿性关节炎、跌打损伤、妇科杂症等。

壮医药浴的方法、种类很多，分为药水浴和药气浴，药水浴又分为天然矿泉水浴和温热壮药浴。按照作用于身体的部位不同，又分为全身浴和局部浴，而且以局部浴为多。局部浴又分为烫浴、熏蒸、熏洗、足浴、坐浴等。壮医药浴疗法种类很多，常用的方法有以下几种。

✪天然药浴

天然药浴是比较重要的热药浴方法之一，它主要是由于雨水经过浸泡地面包括壮药在内的草药植物枯枝落叶和地层过滤而流出渗透水，沿着溪谷流入，形成了富含多种药用植物成分的天然药浴池，这种天然药浴池的水质草药的含量很高，具有美容、漂白、杀菌、保健强身之作用，对于缓解疲劳作用尤为明显。这种药浴不经过特殊的加工制作，是天然形成的。

✪壮医药浴足疗法

浴足是壮医治疗疾病的常用方法之一，具有悠久的历史。浴足是把草药加水煮30分钟，过滤，待温度降至40~42℃时，用来洗足或泡足。浴足具有清热解毒、消炎止痛、消肿祛疲、杀虫止痒等功效，使皮肤受热均匀，腠理疏通，血管扩张，气血流畅，从而达到预防疾病的目的。

✪壮医药物热熨烫浴

作为借助药力和热力以预防和治疗疾病的重要方法，壮族民间人民常用气味芳香浓烈、刺激走窜之药物作为熨疗药物。壮医热熨疗法是借助热力，或热力配合药力，熨烫人体的一定部位，以疏通气血，调节天、人、地三气的同步平衡，从而达到治疗目的的一种外治法。根据是否使用药物和药物加热作用于人体的不同分为非药物熨法和药物熨法两大类。

✪壮医药物熏蒸浴

壮医药物熏蒸疗法是通过煮药的蒸气熏患处，从而达到预防疾病和治疗疾病的目的。将常用药物晒干后混合捣成粗粉，置于空桶或地穴中燃烧，使之冒浓烟及热气熏烘患处。或者是根据目的，选用不同的药物煎汤熏蒸头面或全身。这种方法用药禁忌相对较少，取其药多而力宏，运行气血，辟秽除病，因此本法的适应证很广。

要 点

壮医药是发展较好的民族医药类别。但壮医药的传承发展之路，更为艰辛。壮族没有其特有的民族文字，因此壮医药只能依靠口耳相授在民间流传，直到20世纪80年代，壮医药的系统发掘整理和研究相关工作才逐步展开。经几代人的努力，将丰富而零散的壮医药经验进行系统整理总结，奠定了壮医药发展的理论基础，也使以此为基础的壮医药浴法得以开发和使用，为民众健康贡献力量。

瑶族药浴

☆ 历史起源

瑶族药浴来源于贵州从江瑶族部落，药材均来源于九万深山区的野草植物，主要包括黑钩藤、通脱木、半枫荷、散血藤等20多种中药药材。瑶族先民很早就有沐浴的习惯。在古代，他们利用天然的溪流、山泉和河流进行沐浴，包括瑶族妇女也下河洗澡，不避男性。汉代文献中记载："越地多妇人同川"这说明当初瑶族人由于受条件限制，沐浴大多在河流溪沟里进行，女子浴于川，这是南方民族较为流行的一种习俗，瑶族人也不例外。从地理位置上也可追溯其药浴风俗，瑶家多居住在高山岭顶。高山多雨多雾，容易得风湿病，而瑶家药浴就是为了防治风湿。

☆ 药浴特色和药物成分

瑶浴不仅仅是瑶族人的一般习惯，还成为一种风俗。瑶浴的浴具有多种，有圆木桶、腰盆、木槽、木桶。腰盆的大小如现在的浴缸，木槽用一米多长的大树挖空而成，各种浴具下方都凿一小孔。其中最有特点的是黄桶浴。黄桶实际上是大木桶，瑶族称"大黄桶"，多由杉木制成。它长约五尺，高约三尺，宽约三尺，呈椭圆形，在桶里坐上两个大胖子也不挤。平日有人身体不适，即熬药洗澡。农历端午节、重阳节，许多人便应节药浴。岁交之日则是家家必熬药，人人必药浴。年三十午后，各家便熬好药水，先用大碗盛满药内服，其余的装入浴桶内药浴。浴前产妇均吃药水蒸的鸡肉，以祛风、祛瘀、补体。幼儿药浴则是防风防湿。生小孩后，满三天便开始药浴，以后每隔五六天药浴一次。小孩出生十来天后，即随母药浴。

另外广西龙胜瑶族药浴所用之药一般是祖传秘方，由几种、几十种甚至上百种新鲜草药配制而成，在众多的药浴配方中，尤以上树龙、榕树须根和一种无学名的草药使用率最高；针对防治风湿病，多使用石楠藤、冷骨风、箭杆枫、小钻、大钻、松针叶、棕榈叶等十余种药物熬水沐浴。

☆ 药浴功效

✪ 洁净皮肤，美容养颜

瑶浴使用的原料是来自云南十万大山中的纯绿色草本植物，不含任何化学添加成分，不刺激皮肤，没有毒副作用。使用瑶浴泡澡可以洗净汗液及阻塞毛孔的灰尘和污垢，保持皮肤干净、细致滑嫩，防止皮肤的老化。

✪ 减肥瘦身，局部塑身

在瑶浴泡澡的过程中，身体内的水分和脂肪会随着汗液一起排出体外，水温会增加人体热量的消耗，从而达到减肥的作用。在泡澡时还可进行浴缸运动，尤其针对臀部、大腿和腰腹部这些容易积累脂肪的部位，从而发挥局部塑身的作用。

✪ 正常代谢，消除水肿

适度的水压和水温可以帮助人体强化脏腑的各个功能，促进血液流速，使得体内各个器官的新陈代谢可以正常运作。同时，在泡澡时，因为水压会适度地压迫全身，从而达到消除身体各处浮肿的效果。

✪ 消除疲劳，放松肌肉，促进睡眠

泡澡时，水压和水温可以打开人体毛孔，从而促进人体全身的血液循环和淋巴系统循环。瑶浴对人体皮肤刺激较强，促进肌肉血管收缩，交感神经兴奋，心跳呼吸加速，新陈代谢加快，从而缓解疲劳。同时，由于水的浮力作用，会使身体的重力减轻，这种情况有助于减轻肌肉的紧张和疼痛感。适当的水温会刺激人体体温调节中枢，明显增加从身体核心到四肢的血流，把热量从体内带到表面并散走，从而有效降低体温，这样可以有助于防止失眠情况的发生，更能有效改善睡眠质量。

此外，瑶浴还有缓解压力、舒缓心情、预防感冒、改善妇科炎症、治疗皮肤病、降低风湿病患病率的效果，无病者药浴亦能神清气爽、去垢润肤、强身健体。

◇**要** ◇**点**

> 2008年从江瑶浴正式入选国家第二批非物质文化遗产保护名录，随着文化遗产的申报，从江瑶浴才脱颖而出，走出了大山，为广大民众接受和熟识，在疾病治疗和养生领域发挥出自己的作用。随着社会的进步，对传统医药的重视和深入研究，瑶浴这种纯自然的养生方法，在养生保健、治未病等领域能发挥更大的作用。

🌿 蒙古族药浴

☆ 历史起源及药浴特色

蒙医药浴有悠久的历史，发现其民族利用矿泉水治疗疾病的文

字记载已有700多年的历史。远在14世纪，元代文宗皇帝天历年间的著名御医忽思慧在《饮膳正要》一书中对矿泉水的性能、滋味及医疗作用和医疗方法已有明确论述。19世纪罗布桑却不勒的《蒙医药选编》一书用"天然温泉"专题，阐述了部分矿泉水的出处、种类、疗效、洗浴方法、洗浴时间等内容。占布拉道尔吉的《蒙药正典》一书的"水类药"一章里论述了5种甘露。蒙古族药浴主要是"五花药浴"。具体用五味甘露汤煎汤进行温浴。蒙古族药浴的浴具和其他少数民族一样，多选用木质桶类，浴时应注意保暖。药材配方为照山白、侧柏叶各1份，水柏枝、麻黄各2份，小白蒿3份，以上5味药为主药，根据不同病情可以适当配伍其他药物。将5味药物放入煮沸器中，加满清水，重复煎煮，待煎至药液剩2/3时，取出一部分药汁，再加清水煎煮，待剩余1/3时，过滤其药渣，将2次药汁合并，即可入浴。

☆药浴功效

蒙医药浴疗法具有简、便、宜、廉且疗效独特等优点，蒙医学认为，五味甘露之药有各自的功能主治等蒙药特征，传统理论认为五味配合，具有祛寒，除燥湿，清热解毒，活血化瘀，益肾壮腰等功能。在治疗白脉病、腰腿痛、风湿性关节炎、类风湿关节炎、痛风、强直性脊柱炎、胃病、皮肤病、骨关节病等疾病方面有较强的优势。根据病情加减，疗效极佳，故蒙医经典盛称其为"甘露之液"。

要 点

蒙医历史悠久，是蒙古族人长期生活在高原寒冷地区，经过长期的临床实践逐渐形成和发展起来的。蒙医药浴治疗是蒙医药的一个组成部分，其治疗范围广泛、疗效稳定，深受大众青睐，随着民族文化交流的日益密切，蒙医药浴也逐渐走入民众视野，为越来越多的人服务。

四、体质药浴养生

体质现象是人类生命活动的一种重要表现形式，是指人体生命过程中，在先天禀赋和后天获得的基础上所形成的形态结构、生理功能和心理状态方面综合的、相对稳定的固有特质，是人类在生长、发育过程中所形成的与自然、社会环境相适应的人体个性特征。中医体质学以生命个体的人为研究出发点，旨在研究不同体质构成特点、演变规律、影响因素、分类标准，从而应用于指导疾病的预防、诊治、康复与养生。20世纪70年代，国医大师王琦教授开始从事中医体质学说的理论、基础与临床研究，并逐步确立了中医体质理论体系，提出了许多独创性的理论。体质药浴养生就是基于王琦教授中医体质九分法的理论基础，而形成的一种针对体质平和及偏颇情况的简便易行的养生方法。

❀ 平和体质（A型）

☆体质特点

平和质表现为先天禀赋良好，后天调养得当，以体态适中、面色红润、精力充沛、脏腑功能状态强健壮实为主要特征的一种体质状态。具有如下特征。

✪形体特征

体形匀称健壮。

✪心理特征

性格随和开朗。

✪ 常见表现

面色、肤色润泽，头发稠密有光泽，目光有神，嗅觉通利，味觉正常，面色红润，精力充沛，不易疲劳，耐受寒热，睡眠安和，胃纳良好，二便正常，舌色淡红、苔薄白，脉和有神。

✪ 对外界环境适应能力

对自然环境和社会环境适应能力较强。

✪ 发病倾向

平素患病较少。

☆ 养生原则

重在维护，饮食有节，劳逸结合，坚持锻炼。平和质属正常健康体质，仍要坚持锻炼，规律休息，不可过度劳累，不伤不扰，顺其自然，颐养天年。保持心境平和，培养业余爱好，多参加有益的社交活动。

养 生 药 浴 方

【组成】藿香、吴茱萸、山药、车前子各10g，木香、丁香各5g。

【用法】将上药捣碎，装入砂锅，文火煮沸20分钟，去渣，水温在40℃左右时，洗浴腹部。每次15分钟，1日2次，此方具有促进消化、强身健体的作用。

🐝 气虚体质（B型）

☆ 体质特点

气虚质是由于一身之气不足，以气息低弱、脏腑功能状态低下为主要特征的体质状态。具有如下特征。

✪ 形体特征

肌肉松软。

✪ 心理特征

性格内向，情绪不稳定，胆小不喜欢冒险。

❂ 常见表现

主项：平素气短懒言，语音低怯，精神不振，肢体容易疲乏，易出汗，舌淡红、胖嫩、边有齿痕，脉象虚缓。

副项：面色萎黄或淡白，目光少神，口淡，唇色少华，毛发不泽，头晕，健忘，大便正常，或虽便秘但不结硬，或大便不成形，便后仍觉未尽，小便正常或偏多。

❂ 对外界环境适应能力

不耐受寒邪、风邪、暑邪。

❂ 发病倾向

平素体质虚弱，卫表不固易患感冒；或病后抗病能力弱，易迁延不愈；易患内脏下垂、虚劳等病。

☆ 养生原则

益气固本，健脾补脾。起居规律，避免过劳及熬夜，免伤正气，可做一些柔缓的运动，如散步，打太极拳，做气功，要坚持锻炼，持之以恒。不宜做大负荷或出大汗的运动，避免汗出当风，适度锻炼，量力而行。多参加有益的社会活动，多与人交流和沟通，多听节奏感强、欢快、轻松、令人振奋的音乐。保证充足睡眠，可闭目遐想一些美好的事情。

养 生 药 浴 方

【组成】黄芪150g，麻黄根120g，白术、防风、白芷、艾叶各100g。

【用法】将上述药物用纱布包裹，放入热水浴池半小时，然后进入浴池泡澡20分钟，每日2次。此方适用于气虚自汗，症见体弱纳少者，具有益气固表敛汗之效。

❦ 阳虚体质（C型）

☆ 体质特点

阳虚质是由于阳气不足，失于温煦，以形寒肢冷等虚寒现象为主要特征的体质状态。具有如下特征。

✪ 形体特征

多形体白胖，肌肉松软。

✪ 心理特征

性格多沉静、内向。

✪ 常见表现

主项：平素畏冷，手足不温，喜热饮食，精神不振，睡眠偏多，舌淡、胖嫩、边有齿痕、苔润，脉象沉迟。

副项：口唇色淡，毛发易落，易出汗，大便溏薄，小便清长。

✪ 对外界环境适应能力

不耐受寒邪，耐夏不耐冬，易感湿邪。

✪ 发病倾向

发病多为寒证，或易从寒化，易病痰饮、肿胀、泄泻、阳痿。

☆ 养生原则

温阳益气。饮食宜温阳，起居要保暖，运动避风寒。居住环境避寒就温，空气流通，注意保暖，多晒太阳，多泡温泉，勤泡脚，夏天不宜剧烈运动，以免汗大亡阳，冬天要选天气好的时间进行户外活动，避免寒冷损伤阳气。可散步、打太极拳，多运动，升发阳气。平时多听一些激昂、高亢、豪迈的音乐，防止悲愁忧虑和惊恐，广交朋友，积极沟通，及时调节自己的情绪，乐观向上，避免消沉。

养生药浴方

【组成】干姜30g，肉桂30g，香附50g，高良姜50g。

【用法】上药用沸水浸泡，待水温降至40℃左右时于药液中浸双足。每次20分钟，每日1次。此方适用于脾胃虚寒体质，平素怕冷者。

🐝 阴虚体质（D型）

☆体质特点

阴虚质是由于体内津液精血等阴液亏少，以阴虚内热等表现为主要特征的体质状态。具有如下特征。

✪ 形体特征

体形瘦长。

✪ 心理特征

性情急躁，外向好动，活泼。

✪ 常见表现

主项：手足心热，平素易口燥咽干，鼻微干，口渴喜冷饮，大便干燥，舌红、少津、少苔。

副项：面色潮红、有烘热感，两目干涩，视物模糊，唇红微干，皮肤偏干，易生皱纹。眩晕耳鸣，睡眠差，小便短，脉象细弦或数。

✪ 发病倾向

平素易患有阴亏燥热的病变或病后易表现为阴亏症状。

✪ 对外界环境适应能力

平素不耐热邪，耐冬不耐夏，不耐受燥邪。

☆养生原则

养阴降火。适合做柔缓的运动，太极拳、气功、散步等，不宜做过度剧烈汗出太多的运动，以静为主，动静结合，不宜多汗蒸，注意节制性生活。阴虚证多性情急躁，应遵循"恬淡虚无，精神内守"的养生法，为人仁爱，送人玫瑰手有余香，"仁乃寿"，加强自我涵养，养成冷静、沉着的习惯，多听些舒缓的轻音乐，以缓解紧张情绪。

养 生 药 浴 方

【组成】生地黄30g，沙参30g，石斛15g，墨旱莲15g，麦冬45g。

【用法】上药用沸水浸泡，待水温降至40℃左右时于药液中浸双足。每次20分钟，每日1次。适用于阴虚体质，平素阴液亏虚者。

🌿 痰湿体质（E型）

☆体质特点

痰湿质是由于水液内停而痰湿凝聚，以黏滞重浊为主要特征的体质状态。具有如下特征。

✪形体特征

体形肥胖，腹部肥满松软。

✪心理特征

性格偏温和，稳重恭谦，豁达，多善于忍耐。

✪常见表现

主项：面部皮肤油脂较多，多汗且黏，胸闷，痰多。

副项：面色黄胖而暗，眼睑微浮，容易困倦，平素舌体胖大，舌苔白腻，口黏腻或甜，身重不爽，脉滑，喜食肥甘，大便正常或不实，小便不多或微混。

☆养生原则

化痰祛湿。居住宜温暖干燥，不宜阴冷潮湿，平时多户外活动，坚持锻炼，如散步、慢跑、打球、游泳，量力而行、循序渐进，以微微汗出为佳，不宜过于安逸，贪睡卧床。保持心境平和，节制大喜大悲，培养业余爱好，多参加社交活动，多听节奏轻快的音乐，消除不良情绪，争取欢快地生活。

养 生 药 浴 方

【组成】橘皮90g。

【用法】将橘皮装入布袋，用沸水浸泡，待水温降至40℃左右时于药液中浸双足。每次20分钟，每日1次。此方具有理气调中，燥湿化痰，润肤的功效。

湿热体质（F型）

☆**体质特征**

湿热质是以湿热内蕴为主要特征的体质状态。具有如下特征。

❂**形体特征**

形体偏胖。

❂**常见表现**

主项：平素面垢油光，易生痤疮粉刺，舌质偏红、苔黄腻，容易口苦口干，身重倦。

副项：心烦懈怠，眼筋红赤，大便燥结或黏滞，小便短赤，男易阴囊潮湿，女易带下量多，脉象多见滑数。

❂**心理特征**

性格多急躁易怒。

❂**发病倾向**

易患疮疖、黄疸、火热等病证。

❂**对外界环境适应能力**

对湿环境或气温偏高，尤其夏末秋初、湿热交蒸气候较难适应。

☆**养生原则**

清热祛湿。居所安静、幽雅、干燥通风，保持二便通畅，忌熬夜，宜清凉，避暑热，穿衣宽松透气，适合做强度锻炼，如长跑、爬山、游泳、打球，以消耗体内多余热量。以静制动，克服躁动心烦情绪，可做气功、瑜伽，多听舒缓、悠扬有镇静作用的乐曲。

养　生　药　浴　方

【组成】黄柏20g，苦参、浮萍、地肤子、蛇床子各10g。

【用法】上药捣碎，放入砂锅加清水文火煎沸20分钟，去渣，将药液倒入盆内，药液温度降至40℃，用消毒毛巾蘸药液擦洗全身。每次擦洗5~10分钟，每日洗3次。此方具有清热除湿之效，适宜于湿热内蕴体质者。

❧ 血瘀体质（G型）

☆体质特点

血瘀质为体内有血液运行不畅的潜在倾向或瘀血内阻的病理基础，以血瘀表现为主要特征的体质状态。具有如下特征。

✪形体特征

瘦人居多。

✪心理特征

性格内郁，心情不快，易烦，急躁健忘。

✪常见表现

主项：平素面色晦暗，皮肤偏暗或色素沉着，容易出现瘀斑，易患疼痛，口唇暗淡或紫，舌质暗有瘀点或片状瘀斑，舌下静脉曲张，脉象细涩或结代。

副项：眼眶暗黑，鼻部暗滞，发易脱落，肌肤干或甲错，女性多见痛经、闭经，经色紫黑有块、崩漏。

✪发病倾向

易患出血、癥瘕、中风、胸痹等病。

✪对外界环境适应能力

不耐受风邪、寒邪。

☆养生原则

活血化瘀，行气活血。睡眠充足、早睡早起多锻炼，不可过于安逸，以免气机郁滞而致血行不畅，可做健身操、慢跑、跳舞等运动，选择视野宽阔、空间大、空气新的地方，不要在封闭的环境中进行，要少用电脑，少熬夜。血瘀质多气血郁结，要及时消除不良情绪，培养豁达开朗、乐观向上的精神愉悦状态。爱好广泛、多交朋友、可多听些抒情柔缓的音乐。

养　生　药　浴　方

【组成】生地黄、当归、赤芍、桃仁、五灵脂、大黄、牡丹皮、茜草、木通各15g。

【用法】上药加水1500mL，共煮，去渣取汁，淋洗脐下。每日1次，每次30分钟，7天为1个疗程。此方具有活血化瘀之效，适用于瘀血内阻证者。

🐝 气郁体质（H型）

☆体质特点

气郁质是由于长期情志不畅，气机郁滞而形成的以性格内向不稳定、忧郁脆弱、敏感多疑为主要表现的体质状态。具有如下特征。

✪形体特征

形体偏瘦。

✪心理特征

性格内向不能定，忧郁脆弱，敏感多疑。

✪常见表现

主项：平素忧郁面貌，神情多烦闷不乐。

副项：胸胁胀满，或走窜疼痛，多伴善太息，或嗳气呃逆，或咽间有异物感，或乳房胀痛，睡眠较差，食欲减退惊悸怔忡，健忘，痰多，大便偏干，小便正常，舌淡红、苔薄白，脉象弦细。

✪ 发病倾向

易患郁证、脏躁、百合病、不寐、梅核气、惊恐等病证。

✪ 对外界环境适应能力

对精神刺激适应能力较差，不喜欢阴雨天气。

☆ 养生原则

行气防郁，宽胸理气。多做户外活动，社交活动，不要总待在家，要放松身心，和畅气血。居所要安静，防止嘈杂影响心情，早睡早起，规律睡眠，可旅游、骑游，做登山、跑步、球类运动。有意识地培养自己豁达开朗的性格，结交知心朋友，学会发泄，勿太敏感，遇事要从好处想，不钻牛角尖，多听欢快优美的音乐，学会简单快乐的生活。

养 生 药 浴 方

【组成】枳壳、小茴香各50g，青盐30g。

【用法】上药用纱布包裹后，放入热水中浸泡30分钟。趁热擦洗全身（药冷宜再热），每次30分钟，1日2次。此方具有行气止痛之效，适用于气机阻滞证者。

🐝 特禀体质（I型）

☆ 体质特点

特禀质是由于先天禀赋不足和禀赋遗传等因素造成的一种特殊体质。具有如下特征。

✪ 形体特征

无特殊，或有畸形，或有先天生理缺陷。

✪心理特征

因禀质特异情况而不同。

✪常见表现

遗传性疾病有垂直遗传、先天性、家族性特征；胎传性疾病为母体影响胎儿个体生长发育及相关疾病特征。

✪发病倾向

过敏体质者易药物过敏，易患花粉症；遗传疾病如血友病、先天愚型及中医所称"五迟""五软""解颅"等；胎传疾病如胎寒、胎热、胎惊、胎肥、胎病、胎弱等。

✪对外界环境适应能力

适应能力差，如过敏体质者对过敏季节适应能力差，易引发宿疾。

☆养生原则

凉血祛风，益气固表，避开过敏原。居室通风，保持整洁，避开过敏原，不宜养宠物，不要突然进出冷热环境，多参加适合自己的运动，注意保健，防止过敏性疾病的发作。平安出入，淡定生活，提高免疫力。

◇养生药浴方◇

【组成】蛇床子、地肤子各30g，荆芥、防风、白矾各10g。

【用法】上药加清水适量，煎数沸，将药液倒入盆内，趁热熏洗全身。每日熏洗2次，连用5天。此方具有祛风、除湿、止痒之效，适用于过敏体质者或皮肤瘙痒者。

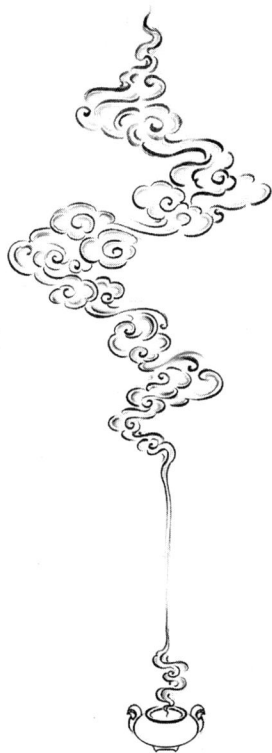

第六章

香薰、药浴养生在各科疾病中的应用

基于中医理论指导的香薰、药浴外治方法，与其他治疗方法相比，独具特色，优势颇多，具有操作简单、安全可靠的特性，能够避免其他给药途径所引起的毒副作用，越来越被大众所认可和接受，运用于多种疾病的治疗方案之中，是治病养生不错的选择。但是在疾病治疗的过程中，由于疾病的复杂性，单一的香薰、药浴方案不一定能够达到最佳的治疗效果，所以在治疗过程中仍应听从专业医师指导，通过多种治疗手段结合香薰、药浴方案，共同施治，以期取得最佳效果。

☁ 感冒 ☁

一、概念

感冒是感受触冒风邪，导致邪犯肺卫，卫表失和的常见外感疾病，临床表现以鼻塞、流涕、喷嚏、咳嗽、头痛、恶寒、发热、全身不适等为特征。一年四季均可发病，以冬春季为多。中医又称作"伤风""冒寒""冒风"。西医中的病毒引起的急性上呼吸道感染，可参照本节辨证施治。

二、治疗

🐝 风寒感冒

症状：恶寒发热，无汗头痛，鼻塞声重，时流清涕，肢节酸痛，舌苔薄白，脉浮紧。

养生药浴方

方1　荆防洗剂

【组成】荆芥、防风、白芷、羌活、独活、生姜各9g，柴胡、前胡各12g。

【功效】辛温解表，宣肺散寒，疏风通络。方中荆芥、防风散风解表，药力和缓；白芷祛风散寒，芳香通窍；生姜解表散寒；柴胡、前胡疏散风邪，宣肺止咳；羌活、独活祛风散寒，通络止痛。

【用法】将全部药材加水3000mL，煮沸10分钟，去渣取汁，倒入盆中，熏洗头面部，每次30分钟，每日1剂，熏洗2次。

方2　葱白二叶煎

【组成】紫苏叶、陈艾叶、葱白各60g。

【功效】辛温解表，宣肺散寒。方中紫苏叶、葱白辛温发表，疏散风寒；陈艾叶温通经络，散寒止痛。三药相伍，辛温解表力量较强。

【用法】上药加清水1500mL，煮沸5分钟，连渣倒入脚盆中，盆中放1张小木凳。嘱患者脱去鞋袜，将两足踏在小木凳上，并用浴巾将膝部以下及脚盆共围覆盖熏之。待周身有微汗出时，旋即擦干腿足，避风片刻。每日1剂，熏洗1~2次。

🐝 风热感冒

症状：发热，不恶寒，汗出，口渴，咽红咽痛，苔薄黄，脉浮数。

养生药浴方

方1

【组成】金银花、紫草、板蓝根各20g，连翘、淡竹叶、荆芥、薄荷、柴胡、黄芩、生甘草、淡豆豉各10g。

【功效】辛凉解表，疏散风热。方中金银花、连翘、薄荷、淡竹叶辛凉清解，散热解毒；紫草疏风清热解毒；板蓝根清热利咽散结；荆芥、淡豆豉疏散表邪；柴胡升清阳，黄芩降浊火，共泄半表半里之邪，防止表邪入里。本方辛凉之中配伍少量辛温之品，既有利于透邪，又不悖辛凉之品，疏散风邪与清热解毒相配伍，具有外散风热、内清解毒之功。

【用法】将全部药材加水煮30分钟，待水温适宜时进行全身泡浴，沐浴的同时可以饮用热水，加强排汗，加强治疗效果。

方2

【组成】大青叶、板蓝根、蒲公英各30g。

【功效】疏散风热，清热解毒。方中三药共奏清热解毒利咽之功。

【用法】将大青叶、板蓝根、蒲公英全部药材加水煮，40分钟后浸泡双足30~40分钟。

❧ 暑湿感冒

症状：身热微恶风，汗少，肢体酸重，头昏重胀痛，鼻流浊涕，胸闷，口渴，不多饮，舌苔薄黄而腻，脉濡数。

养 生 药 浴 方

【组成】香薷、藿香、白扁豆、金银花、连翘各40g，木棉花、丝瓜络各20g，厚朴、甘草各10g。

【功效】祛暑解表，清热化湿。方中辛温芳香之香薷发汗解表，祛暑化湿；白扁豆、金银花、连翘辛凉芳香，取其清透上焦气分之暑热，以除热解渴；辛温之厚朴，合香薷以清热化湿；木棉花、丝瓜络清热利湿；藿香芳香化湿，解暑解表。本方辛温与辛凉合用，共奏祛暑解表、清热化湿之功。

【用法】将全部药材加水煮30分钟，待水温适宜时进行全身泡浴，沐浴的同时可以饮用热水，加强排汗，加强治疗效果。

三、注意事项

本病在流行季节须积极防治，生活上应慎起居，适寒温，保持室内空气新鲜，冬春注意防寒保暖，盛夏不要贪凉；平时注意锻炼，增强体质；常易患感冒者，可坚持每天按摩迎香穴，酌情服用扶正固表中药。感冒期间患者应注意休息，重症者，应卧床休息；患者应多饮温开水，饮食清淡；各类浴后应注意保暖，取微汗最佳。汗出后应注意避风，以防复感。

❧ 咳嗽 ❧

一、概念

咳嗽是肺失宣降，肺气上逆作声，咳吐痰液而言，为肺系疾病的主要症候之一。分别言之，有声无痰为咳，有痰无声为嗽，一般多为痰声并见，很难截然分开，故以咳嗽并称。咳嗽病位在肺，但与肝脾肾有关。咳嗽分为外感咳嗽和内伤咳嗽，外感咳嗽病因为外感六淫之邪；内伤咳嗽病因与饮食、情志等内伤因素致脏腑功能失调有关。外感咳嗽，多为新病，起病急，病程短，常伴肺卫表证。内伤咳嗽，多为久病，常反复发作，病程长，可伴有其他脏腑兼证。

西医中的急慢性支气管炎、支气管扩张、感冒、肺炎等疾病，均可参照本节辨证施治。

二、治疗

🐝 风寒咳嗽

症状：咳嗽频作，咳声重浊，咽痒声重，咳嗽痰多色白质稀，鼻流清涕或恶寒无汗，头痛，舌红、苔薄白，脉浮紧。

养生药浴方

方1 艾叶止嗽汤

【组成】艾叶90g，麻黄、杏仁、诃子、乌梅、百部、紫菀、款冬花各15g，细辛、荆芥、五味子各10g，生姜、葱白适量（12岁以下儿童量减半，高血压或心房颤动者以紫苏叶易麻黄）。

【功效】温中祛寒，宣肺化痰，敛肺止咳。方中艾叶温中散寒，止咳祛痰，肺气得温则宣通，寒气除则清肃之令得行，湿邪祛则痰自化，故用主药，且量大力专。麻黄、杏仁、荆芥、细辛、生姜等宣发肺气，助主药祛寒邪；百部、紫菀、款冬花止咳化痰，适用于新久咳嗽；又风寒咳嗽拖延日久，则肺气耗散，故用五味子补肺气兼以收敛，乌梅、诃子敛肺气而止久咳，三药合用既补已耗之肺气，又能防宣散太过而敛肺止咳。诸药合用，宣降相伍，散敛结合，使肺气宣通清肃令行，故咳嗽得愈。

【用法】上药日1剂，水煎2次取汁1000~1500mL，趁热先熏双足，待药液温度适可时浸泡至足踝以上，药液凉后再加温，每次浴30分钟，1日2次，连用3日为1个疗程。

- -

方2

【组成】艾叶150~200g。

【功效】散寒祛邪，宣通肺气。脚底经络丰富，寒邪侵袭，循经上传，咳嗽乃生。艾叶性温，能温祛寒邪，使肺气得宣，故能很快治愈咳嗽。

【用法】使用时取30~50g，放入约1500mL沸水中煎煮约15分钟，捞取艾叶，将煎出的药液倒入稍小的脚盆，趁热将双脚置于盆沿上接受熏蒸，可在双脚上蒙上一块稍大于脚盆的布料。待水温稍低双脚能够忍受时，可直接将双脚置于盆内浸泡。此法每晚1次（临睡前为佳），每次15~20分钟，一般连续熏蒸3~5次即能治愈咳嗽。

- -

方3

【组成】麻黄、桂枝、紫苏叶、细辛各10g。

【功效】疏风散寒，止咳化痰。方中麻黄、桂枝、紫苏叶、细辛性温，能温祛寒邪，使肺气得宣，故能很快治愈咳嗽。

【用法】将诸药择净，放入药罐中，加清水，适量浸泡5~10分钟后，水煎取汁，放入浴盆中，温时足浴，每次15~30分钟，每日2~3次，每日1剂，连续3~5天。

🐝 风热咳嗽

症状：咳嗽，干咳无痰或痰黄稠，或发热，汗出恶风，口干咽痛，鼻流黄涕，舌红、苔薄黄，脉浮数。

养 生 药 浴 方

方1

【组成】鱼腥草50g，苦杏仁25g。

【功效】清热宣肺止咳。方中鱼腥草性寒，味苦，归肺、膀胱、大肠经，具有清热解毒、排脓消痈等功效。苦杏仁具有止咳化痰、平喘等功效。通过熏蒸洗浴双足，使药物有效成分借助蒸气的作用透过足部丰富的毛细血管吸收，进入肺部及全身，从而发挥更好的治疗作用。

【用法】将上药加水适量，煎煮20分钟，去渣取汁，与2000mL开水同入泡脚盆中，先熏蒸双足，后温洗双足，每天熏泡1次，每次30分钟。

- -

方2

【组成】甘菊花、炙枇杷叶、霜桑叶各6g，广陈皮、酒黄芩各3g，生地黄、焦枳壳各4.5g，鲜芦根2支。

【功效】清热止咳。方中甘菊花、霜桑叶疏散风热；炙枇杷叶清热止咳；陈皮理气健脾；黄芩、枳壳清除里热；生地黄、芦根清热生津。

【用法】将全部药材加水煮30分钟，用口鼻吸入蒸气，不断加热，反复吸入，直至症状减轻。或者进行全身泡浴，呼吸蒸气。

🐝 肺阴虚咳嗽

症状：干咳无痰，或痰少而黏，或痰中带血丝，口燥咽干，形体消瘦，午后潮热，五心烦热，盗汗，颧红，声音嘶哑，舌红少津，脉细数。

养 生 药 浴 方

沙参麦冬汤

【组成】沙参、麦冬、天花粉、玉竹、白扁豆各10g；桑叶6g；生甘草5g。

【功效】养阴清热，润肺止咳。方中沙参、麦冬、天花粉、玉竹滋养肺阴，润肺止咳；桑叶清散肺热；白扁豆、甘草甘缓和中。

【用法】将全部药材加水煮30分钟，用口鼻吸入蒸气，不断加热，反复吸入，直至症状减轻。或者进行全身泡浴，呼吸蒸气。

痰湿咳嗽

症状：反复咳嗽，咳声重浊，痰多色白黏腻，每于晨间咳痰尤甚，因痰而嗽，痰出则咳缓，胸闷，脘痞腹胀，呕恶食少，大便时溏，舌苔白腻，脉濡滑。

养 生 药 浴 方

二陈汤合三子养亲汤

【组成】半夏、橘红各15g，紫苏子、白芥子、莱菔子、茯苓各9g，炙甘草4.5g。

【用法】将上药加水适量，煎煮20分钟，去渣取汁，与2000mL开水同入泡脚盆中，先熏蒸双足，后温洗双足，每天熏泡1次，每次30分钟。

【功效】燥湿化痰，理气止咳。方中半夏燥湿化痰，和胃降逆；橘红理气行滞，燥湿化痰；紫苏子降气化痰，止咳平喘；白芥子温肺豁痰，理气散结；莱菔子消食导滞，下气祛痰；茯苓健脾渗湿以助化痰；炙甘草调和诸药。

痰热咳嗽

症状：咳嗽气息喘促，痰多质黏厚或稠黄，咯吐不利，胸胁胀闷，咳时引痛，面赤，或身热，口干欲饮。舌质红、苔黄腻，脉滑数。

养 生 药 浴 方

清金化痰汤

【组成】胆南星、制半夏各45g；瓜蒌仁、陈皮、黄芩、苦杏仁、枳实、茯苓各30g。

【功效】清热化痰，肃肺止咳。方中胆南星苦凉，瓜蒌仁甘寒，均长于清热化痰；制半夏与苦寒黄芩配伍，既可化痰散结，又可清热降火；苦杏仁降利肺气以宣上；陈皮理气化痰以畅中；枳实破气化痰以宽胸；茯苓健脾渗湿以杜生痰之源。

【用法】将上药加水适量，煎煮20分钟，去渣取汁，与2000mL开水同入泡脚盆中，先熏蒸双足，后温洗双足，每天熏泡1次，每次30分钟。

三、注意事项

注意气候变化，保持空气流通，做好防寒保暖，避免受凉，尤其在气候反常时更要注意调摄。戒烟，注意饮食清淡，如有过敏体质患者忌鱼腥蟹虾。少食肥甘厚味，以免蕴湿生痰。痰多者应尽量将痰排出。咳而无力者，可翻身拍背助痰排出。适当增加体育锻炼，以增强体质，提高抗病能力。各类浴后应注意保暖，取微汗最佳。汗出后应注意避风，以防复感。

哮喘

一、概念

哮喘是一种常见的呼吸系统疾病。哮是发作性痰鸣气喘疾患，以发作时喉中哮鸣有声，呼吸气促困难，甚则喘息不能平卧为主要表现。喘是以呼吸困难，甚则张口抬肩，鼻翼翕动，不能平卧等为主要临床特征的一种病证。两者在临床上往往同时发生，合称为哮喘。导致哮喘的病因较多，可由外感内伤等各种疾病引起，概括起来不外正虚邪实两方面。一般来说，实喘是感受风寒或风热实邪而引起，或痰浊及肝郁气逆壅阻肺气而成；虚喘则为精气不足，肺肾出纳失常，或脾虚生痰所致。痰饮内伏，痰随气升或气因痰阻，互相搏击阻塞气道而致哮喘。西医中的喘息性支气管炎、肺部感染、肺炎、肺水肿、心源性哮喘、支气管哮喘或其他急性肺部过敏性疾患所致的哮喘，均可参照本节辨证施治。

实喘：起病急，病程短，声高息粗，张口抬肩，胸中满闷，以呼出为快，脉滑有力。

虚喘：起病缓，病程长，呼吸短促难续，声怯息弱，动则喘重，胸中气少，似不能续接，以深吸气为快，脉微弱。

二、治疗

❀ 风寒阻肺（实证）

症状：喘咳气急，咳痰清稀，初起，多兼恶寒发热，头痛无汗口不渴，舌苔薄白，脉浮紧。

养 生 药 浴 方

【组成】麻黄、白芍、半夏各20g，桂枝10g，细辛、甘草各6g，五味子12g，生姜4片。

【用法】将上药加水浓煎，取汁500mL，将煎出的药液倒入盆中，趁热进行熏蒸。待药汁温后擦洗后背，每次15分钟，每日3次。

【功效】解表化饮，止咳平喘。方中麻黄宣肺平喘，利水消肿，发汗散寒；半夏燥湿化痰，降逆止呕，消痞散结；桂枝温经通脉，助阳化气；细辛祛风，散寒，行水，开窍；白芍敛阴补血；五味子收敛固涩，益气生津；生姜温肺止咳；甘草清热解毒，祛痰止咳，同时调和诸药。诸药合用解表化饮，止咳平喘，通过热蒸气的作用加强疗效。

痰热蕴肺（实证）

症状：呼吸急促，声高气粗，咳痰黄稠，胸闷发热口干，舌苔黄厚或腻，脉滑数。

养生药浴方

【组成】鱼腥草60g，紫苏子30g，五味子20g，地龙20g，沉香10g（后下），鸡蛋2个。

【功效】清热解毒，止咳平喘。方中鱼腥草清热解毒，消痈排脓；紫苏子降气消痰，平喘；五味子能收肺气、宁嗽定喘；地龙清热，镇痉，止喘；沉香降气温中，暖肾纳气；鸡蛋可滋阴润燥，解毒利咽。诸药合用共奏清热解毒、平喘功效。

【用法】上药同蛋共煮30分钟，去渣，将煎出的药液倒入盆中，趁热将双脚置于盆沿上进行熏蒸。水温降至40℃时以药液浸洗双足，每晚1次，10次为1个疗程。药液所煮鸡蛋剥皮后口服。

肺虚证（虚喘）

症状：喘促短气，语言无力，咳声低弱，动则汗出，舌质淡，脉虚弱。

养生药浴方

【组成】人参9g，黄芪24g，熟地黄24g，五味子6g，紫菀9g，桑白皮9g。

【功效】补肺益气，止咳平喘。方中人参、黄芪益气补肺；五味子收敛肺气；熟地黄滋肾填精；紫菀、桑白皮消痰止咳，降气平喘。诸药配伍，有补肺益气、止咳平喘之功效。

【用法】将全部药材加水煮40分钟，去渣，将煎出的药液倒入盆中，趁热将双脚置于盆沿上进行熏蒸。水温降至40℃左右，浸泡双足30分钟。

🐝 脾虚证（虚喘）

症状：哮喘日久，少气息短，面色苍白，自汗恶风，倦怠便溏，舌质淡胖，脉沉无力。

养生药浴方

【组成】党参20g，茯苓、陈皮、炙甘草、炙黄芪、麦冬、熟地黄、枸杞子各25g，杜仲、当归、牛膝各15g，乌枣5枚。

【功效】补脾益气，滋肾纳气。方中党参、茯苓、炙黄芪、炙甘草、乌枣补脾益气；陈皮健脾化痰；麦冬、熟地黄、枸杞子、当归益气生血；杜仲、牛膝补肾纳气。全方共奏补脾益气、滋肾纳气之功。

【用法】将全部药材加水煮40分钟，去渣，将煎出的药液倒入盆中，趁热将双脚置于盆沿上进行熏蒸。水温降至40℃左右，浸泡双足30~40分钟。

三、注意事项

适寒温，顺应气候变化，尤其在季节交替时，注意增减衣服，避免外邪入侵。调畅情志，保持情绪稳定和乐观，保持机体气机调畅，气血调和。合理饮食，以清淡有营养饮食为主，忌肥甘厚味、辛辣香燥，戒烟酒，使脾胃健运，痰湿无从化生。有病早治，防止久病损伤肺肾，引起虚喘而难以治愈。适当体育锻炼，如太极拳、气功、散步、慢跑等以增强体质。各类浴后应注意保暖，取微汗最佳。汗出后应注意避风，以防复感外邪。

☁ 头痛 ☁

一、概念

头痛是指患者自觉头部疼痛为主要症状的一种疾病，可发生于多种急、慢性疾病过程中。西医中的高血压性头痛、偏头痛、紧张性头痛、三叉神经痛以及感染发热性疾病引起的头痛等，均可参照本节辨证施治。

二、治疗

🐝 外感风寒证

症状：头痛连及项背，痛势较剧烈，常伴有拘急收紧感，或伴恶风畏寒，遇风尤剧，口不渴，苔薄白，脉浮紧。

养 生 药 浴 方

【组成】川芎、当归各30g，荆芥60g，白芷、细辛各10g。

【功效】疏风散寒止痛。方中川芎善治少阳经头痛，理气活血，搜风止痛，对血分瘀滞之头痛最宜；当归活血化瘀止痛；荆芥疏风解表，散寒止痛；细辛通阳散寒，治百节拘挛，尤善治眉棱骨痛；白芷善治阳明经头痛，其味辛性温，祛风寒燥湿，活血止痛。

【用法】上药加清水适量，煎煮20分钟，趁热熏蒸头面部，待药温适度时再洗头部，每日1剂，熏洗2~3次。

🐝 外感风热证

症状：头痛而胀，甚则头胀如裂，发热或恶风，面红耳赤，口渴喜饮，舌尖红、苔薄黄，脉浮数。

养 生 药 浴 方

【组成】透骨草30~60g，川芎30g，白芷、细辛各15g，僵蚕10g，连翘30g，薄荷9g，菊花20g。

【功效】疏风清热和络。方中透骨草祛风除湿，活血通经止痛，软坚透骨；川芎祛风止痛；细辛、白芷疏风解表止痛；僵蚕味咸微辛性平，祛风解痉、消肿散结，善治上焦风热诸症，咸软其坚，辛散其火；菊花、连翘有疏风清热之功；薄荷清利头目。诸药合用，采用熏蒸疗法，使其辛窜通络之力更强，直接熏蒸病所。

【用法】将上药置砂锅内水煎20分钟，将药汁150~200mL倒入保温容器上，熏其疼痛部位10~20分钟，每日2~3次，每剂可用2日，每次熏蒸后避风1小时。

🐝 外感风湿证

症状：头痛如裹，肢体困重，胸闷纳呆，大便溏薄，小便不利，苔白腻，脉濡滑。

养 生 药 浴 方

【组成】羌活、白茯苓、川芎、当归各30g，细辛5g。

【功效】祛风胜湿通窍。方中羌活祛风除湿，散寒止痛；白茯苓利水渗湿；川芎、当归活血化瘀止痛；细辛通阳散寒止痛。

【用法】将上药置砂锅内水煎40分钟，将药汁150~200mL倒入保温容器上，熏其疼痛部位10~20分钟，每日2~3次，每剂可用2日。或将全部药材加水煮，40分钟后浸泡双足30~40分钟。或者每日用药液洗头。

🐝 肝阳上亢证

症状：头昏胀痛，或抽掣而痛，两侧为重，头晕目眩，心烦易怒，夜寐不宁，口苦胁痛，面红耳赤，舌红、苔黄，脉弦数。

养 生 药 浴 方

【组成】栀子25g，红花20g，钩藤50g，桑寄生25g，黄芩50g，赤芍50g，牛膝50g，石决明100g。

【功效】平肝潜阳，息风止痛。方中钩藤、石决明平肝潜阳；黄芩、栀子清肝火；桑寄生补肝肾；红花、赤芍有活血化瘀之效。

【用法】将上药水煎，取汁，备用。每天泡脚1次，每次30分钟，晚间睡前1次，症状重者，每天泡脚2次，每次30分钟，上午、晚上各泡1次。

❦ 痰浊内阻证

症状：头痛昏蒙，胸脘满闷，纳呆呕恶，倦怠乏力，舌淡、苔白腻，脉滑或弦滑。

养·生·药·浴·方

半夏白术天麻汤加味

【组成】姜半夏、茯苓、炒白术、羌活各10g，陈皮、天麻、蔓荆子各15g，炒白扁豆30g。

【功效】健脾燥湿，化痰降逆。方中姜半夏、陈皮和中化痰降逆；茯苓、炒白术健脾化湿；天麻平肝息风；羌活、蔓荆子除湿散寒止痛；炒白扁豆健脾化湿。

【用法】将上药择净，加清水2000mL，浸泡6~10分钟，水煎取头汁1800mL，二煎加清水1500mL，二汁1300mL，头二煎汁混合放入脸盆，先熏后洗枕部20~30分钟后，配合枕部按摩50~100次，药渣布包外敷患处，再放一热水袋于其上，过30分钟除去药布袋。连续20剂。

养·生·香·薰·方

【组成】天麻（煨）、枳壳（麸炒）、白芍（酒制）、瓜蒌仁（炒黑）、白术（炒黑）各45g，夏曲（姜汁炒）、蛤粉（煅）、酸枣仁（炒焦）各30g，黄连（吴茱萸五钱同炒，去吴茱萸）、缩砂仁、甘菊、甘草（炙）各15g，沉香屑12g，当归身（酒制）120g，檀香屑9g，石斛90g。共研细末。

【功效】祛风和血，化痰清热。

【用法】枕香法，装枕中，人睡枕头下。

❦ 气血亏虚证

症状：头痛绵绵，两目畏光，午后更甚，神疲乏力，面色㿠白，心悸少寐，舌淡、苔薄，脉弱。

八珍汤加味

【组成】黄芪、熟地黄各20g，党参20g，白芍、茯苓、蔓荆子、菊花各15g，白术10g，升麻5g，大枣5枚。

【功效】益气养血，活络止痛。方中党参、黄芪、熟地黄益气养血；茯苓、白术健脾燥湿；白芍养血和营；菊花、蔓荆子疏散风热、清利头目；升麻升举阳气，载药上行，使药性上达头部；大枣调和诸药。

【用法】将上药择净，加清水2000mL，浸泡10~15分钟，水煎取头汁1500mL，二煎加清水1500mL，取汁1300mL。头二煎汁混合放入脸盆中，熏洗前额15~30分钟，配合局部按摩30~50次，而后将药渣装布袋外敷30分钟。

血瘀证

症状：头痛经久不愈，痛处固定不移，痛如锥刺，日轻夜重，或有头部外伤史，舌紫暗，或有瘀斑、瘀点，苔薄白，脉细或细涩。

补阳还五汤加减

【组成】黄芪20g，桃仁、当归、丹参、石菖蒲各15g，红花、川芎、赤芍各10g，甘草5g。

【功效】活血化瘀，通窍止痛。方中桃仁、当归、丹参、红花、川芎、赤芍活血化瘀；黄芪益气以活血；石菖蒲开窍醒神；甘草调和诸药。

【用法】将上药择净，加清水2500mL，浸泡5~10分钟，水煎取头汁2200mL，二煎加清水2000mL，取汁1800mL。头二煎汁混合放入脸盆中，加白醋、红糖、白酒各30mL，熏洗左侧头部30~50分钟，局部按摩50~100次，而后将药渣装布袋外敷30分钟，每日1剂，每日饭后3次外用，连用20剂中药为1个疗程。

🐝 肾虚证

症状：头脑空痛，伴耳鸣，眩晕，腰膝疲软，神疲乏力，健忘，用脑后疼痛加剧，舌淡少苔，脉细无力。

养生药浴方

大补元煎加减

【组成】熟地黄20g，山药15g，枸杞子15g，山萸肉、党参、当归各10g，炙甘草6g，杜仲、黄芪各12g。

【功效】养阴补肾，填精生髓。方中熟地黄、山药、枸杞子、山萸肉补肾填精；党参、当归、黄芪、炙甘草益气养血；杜仲益肾壮阳。

【用法】将上药择净，加清水2000mL，浸泡5~10分钟，水煎取头汁1800mL，二煎加清水1500mL，取汁1300mL。头二煎汁混合放入盆中，熏洗30~50分钟，配合局部按摩30~50次，后将药渣装布袋外敷30分钟，每日1剂，饭后3次外用，连用20剂为1个疗程。

三、注意事项

外感头痛多因外邪侵袭所致，故平时当适寒温，慎起居，参加体育锻炼，以增强体质，抵御外邪侵袭。内伤所致者，宜情绪舒畅，避免精神刺激，注意休息。各类头痛患者均应禁烟酒。头痛患者宜注意休息，保持环境安静，光线不宜过强。肝阳上亢者，忌肥甘厚腻，以免生热动风，加重病情；痰浊所致者，饮食宜清淡，以免助湿生痰。若头痛进行性加重，或伴视力障碍，或伴口舌歪斜，一侧肢体不遂者，病情凶险，预后不良。各类浴后应注意保暖，取微汗最佳。汗出后应注意避风，以防复感外邪。

☁ 眩晕 ☁

一、概念

眩晕是以头晕眼花为主要临床表现的一类疾病。眩即眼花及眼前发黑，视物模糊；晕是指头晕，感觉自身或外界景物旋转。两者常并见，故统称为"眩晕"。其轻者闭目可止，重者如坐车船，旋转不定，不能站立，或伴有恶心、呕吐、汗出、面色苍白等症状。西医学中的椎–基底动脉供血不足、高血压、低血压、低血糖、贫血、神经衰弱、脑外伤后遗症等，临床以眩晕为主要症状者，均可参照本节辨证施治。

二、治疗

✿ 肝阳上亢

症状：眩晕耳鸣，头痛且胀，遇劳、恼怒加重，肢麻震颤，失眠多梦，急躁易怒，舌红、苔黄，脉弦。

养 生 药 浴 方

【组成】夏枯草30g，钩藤、菊花、桑叶各20g，蒺藜10g。

【功效】清热平肝。方中夏枯草清肝泻火，钩藤平肝息风，桑叶、菊花平抑肝阳，清肝明目，蒺藜平肝解郁，共奏清热平肝之功。

【用法】将全部药材加水煮30分钟，将药汁倒入脚盆内，待药液稍温，先用消毒毛巾蘸药液擦洗双脚数分钟，温度适宜后再将双脚浸泡在药液中30分钟，每日1~2次。

◆养◇生◇香◇薰◇方◆

【组成】生黄芪30g，连翘15g，桑白皮30g，桑叶15g，肉桂15g，天麻15g，降香15g，牡丹皮15g，杜仲15g，乳香10g，没药10g，石菖蒲15g，玫瑰花15g。

【制法】上药各单独制粉，炙黄芪为基底，然后依次入天麻、连翘、牡丹皮、玫瑰花、炙桑白皮、桑叶、乳香、没药、石菖蒲、肉桂、杜仲、降香，调匀收藏。

【功效】平肝、清心、补肾。

【用法】脐香法，将上药用炼蜜，或直接用温开水调成膏状，用时取能将脐填满大小即可，外用胶布封贴，每日一换。

🐝 痰浊上蒙

症状：眩晕，头痛昏蒙，视物旋转，胸闷恶心，呕吐痰涎，食少多寐，苔白腻，脉弦滑。

◆养◇生◇药◇浴◇方◆

【组成】半夏、陈白术、天麻、茯苓、橘红、甘草、生姜各90g，大枣30枚。

【功效】燥湿化痰，健脾和胃。方中半夏燥湿化痰，降逆止呕；天麻平肝息风，而止头眩；白术、茯苓健脾燥湿，能治生痰之源；橘红理气化痰，气顺则痰消；煎加姜枣调和诸药。

【用法】将上药加水煮30分钟，待水温适宜时进行全身泡浴。

🐝 气血亏虚

症状：头晕目眩，动则加剧，遇劳则发，面色苍白，爪甲不荣，神疲乏力，心悸少寐，纳差食少，便溏，舌淡、苔薄白，脉细弱。

◆养◇生◇药◇浴◇方◆

【组成】生地黄、桑寄生各200g。

【功效】养血益气。方中生地黄养阴，清热凉血；桑寄生益血，补肝肾，强筋骨，除风湿，通经络。

【用法】将上药装入纱布包内，放入沸水盆中泡10分钟后，取出药包。将药汁放入盆内，足浴，每日1次，每次20分钟。

三、注意事项

眩晕病因多与饮食不节、劳倦过度、情志失调等因素有关，故保持心情舒畅，饮食有节，注意劳逸结合，避免劳累过度，有助于预防本病。患者应注意劳逸结合，保证充足睡眠，保持心情愉快。饮食以清淡易消化为宜，忌烟酒、油腻、辛辣之品。眩晕发作时应卧床休息，重症患者要密切注意血压、呼吸、神志、脉搏等情况，以便及时处理。各类浴后应注意保暖，取微汗最佳。汗出后应注意避风，以防复感外邪。

◎ 不寐 ◎

一、概念

不寐亦称失眠，是以经常不能获得正常睡眠为特征的一类疾病，主要表现为睡眠时间、深度的不足，轻者入睡困难，或寐而不酣，时寐时醒，或醒后不能再寐，重则彻夜不寐，常影响人们的正常工作、生活、学习和健康。中医学认为本病常由饮食不节、胃中不和，或肝气郁结、血不归肝，或肾阴耗伤、心肾不交，或思虑劳倦、惊恐伤神等所致。

西医学的神经官能症、围绝经期综合征、慢性消化不良、贫血、动脉粥样硬化等以不寐为主要临床表现的疾病，可参考本节内容辨证论治。

二、治疗

❧ 心脾两虚

症状：不易入睡，多梦易醒，心悸健忘，神疲食少，伴头晕目眩，四肢倦怠，腹胀便溏，面色少华，舌淡、苔薄，脉细无力。

养生药浴方

【组成】党参20g，炒白术15g，当归20g，山药15g，炒酸枣仁15g，远志15g，砂仁15g，丹参20g，合欢皮20g，夜交藤20g。

【功效】补益心脾，养血安神。

【用法】将上药久煎取汁700mL，每天取100mL，兑水1000mL，睡前浸泡双侧膝关节以下肢体，水温控制在40~42℃，以舒适为宜，每次治疗40分钟。

养生香薰方

妙香天王补心丹

【组成】生地黄（洗）15g，人参（去芦）10g，白茯苓（去皮）12g，远志（去心）9g，石菖蒲（去毛）15g，玄参9g，柏子仁10g，桔梗（去芦）8g，天冬（去心）10g，丹参（洗）9g，酸枣仁（去壳，炒）12g，炙甘草10g，麦冬（去心）10g，杜仲（姜汁炒断丝）10g，茯神（去木）15g，当归（去芦尾）10g，五味子（去枝）8g，安息香6g，苏合香6g，桂心10g。

【制法】将上药研为细粉待用，大枣肉、桂圆肉、炼蜜共捣为膏状，将待用之细粉加入，调匀收藏。

【功效】宁心保神，壮力强志，化痰除惊。

【用法】脐香法，将上药用炼蜜，或直接用温开水调成膏状，用时取能将脐填满大小即可，外用胶布封贴，每日一换。

❦ 心胆气虚

症状：虚烦不寐，触事易惊，胆怯心悸，伴气短自汗，倦怠乏力，舌淡，脉弦细。

养 生 药 浴 方

【组成】党参15g，茯神15g，酸枣仁10g，远志10g，石菖蒲10g，龙齿20g，黄连5g，甘草5g。

【功效】益气镇惊，安神定志。

【用法】将上药择净，共研成细末。腿浴器中倒入冷水10000~12000mL至安全线以下，时间20~30分钟，一次性专用塑料袋中盛1500mL左右冷水，放入用纱布包好的中药散剂1包。待水温升至40~42℃时将双足浸泡于中药液中，泡足至踝上10~15cm。亦可用10000~20000mL容量的塑料桶盛40~50℃热水5000mL，放入中药包直接腿浴治疗。

❦ 心肾不交

症状：心烦不寐，入睡困难，心悸多梦，伴有头晕耳鸣，腰膝酸软，潮热盗汗，五心烦热，咽干少津，舌红少苔，脉细数。

养 生 药 浴 方

【组成】黄连10g，阿胶10g，龟甲20g，牡蛎20g。

【功效】清心降火，交通心肾。

【用法】上药清水浸泡10分钟，加水2000mL煎汤，煮沸20分钟后去渣取汁，于睡前浴足。每日1次，每次30分钟，日换药煎煮1剂，7日为1个疗程。

❦ 肝郁脾虚

症状：抑郁不寐，烦躁易怒，喜叹息，胸胁少腹胀满窜痛，食欲减退，胸胁闷痛，便溏等。舌淡、尖红、苔薄白，脉弦无力。

养 生 药 浴 方

方1

【组成】红景天100g，柴胡60g，当归60g，苍术60g，乳香30g，没药30g，麻黄30g。

【功效】疏肝健脾。

【用法】将上药择净，共研成细末，置入木桶中，加入38~40℃热水浸泡备用，药物占水总量的3%。饭后1小时以后，浸浴30分钟。药浴温度，夏季约38℃，冬季约40℃。

- -

方2 失眠基础方

【组成】磁石、刺五加各20g，茯神15g，五味子10g。

【功效】健脾安神。

【用法】先将磁石放入药锅中，加水适量先煎煮30分钟，然后加入其余药物再煎煮30分钟，去渣后取药液。用药液擦洗前额及太阳穴。每晚1次，每次20分钟。

养 生 香 薰 方

【组成】当归15g，红花10g，党参15g，茯神15g，酸枣仁15g，柏子仁15g，益智仁15g，远志15g，石菖蒲15g，厚朴10g，炒苍术10g，炒白术10g，焦山楂10g，炒麦芽10g，炒谷芽10g，天花粉15g，炙首乌15g，肉苁蓉15g，熟地黄30g，生地黄15g，百合30g，清半夏15g，肉桂10g，沉香15g，降香30g，玄参15g，夜交藤15g，琥珀10g，安息香15g。

【制法】上药各单独制粉，以酸枣仁、柏子仁为基础，顺序加入益智仁、远志、石菖蒲、茯神、夜交藤、降香、琥珀、肉桂、当归、红花、党参、熟地黄、生地黄、百合、炙首乌、肉苁蓉、玄参、厚朴、炒苍术、炒白术、焦山楂、炒麦芽、炒谷芽、天花粉、清半夏、沉香、安息香。调匀收藏。

【功效】养心、健脾、固肾、安神。

> 【用法】脐香法，将上药用炼蜜，或直接用温开水调成膏状，用时取能将脐填满大小即可，外用胶布封贴，每日一换。

三、注意事项

☆饭前、饭后半小时不宜进行全身药浴。

☆失眠患者药浴温度，以相当于或稍低于体温为宜。药浴时，室温不应低于20℃。

☆局部药浴时，应注意全身保暖，水温下降后随时加热水，加热水时暂停泡足，防烫伤，泡足结束后及时用干毛巾擦干，注意保暖，卧床休息。

☆妊娠或经期不宜泡药浴，尤其不宜盆浴及坐浴。

☆按时就寝，按时起床。合理饮食，晚餐不宜吃刺激性食物。适当运动，保持好心态。

☆切忌盲目地用药。

郁证

一、概念

郁证是以气机郁滞，脏腑功能失调而有心情抑郁、情绪不宁、胸部满闷、胸胁胀痛，或易怒易哭，或咽中如有异物梗阻等主要临床表现的一类疾病。多为情志所伤，或脏气郁滞所致的气机郁滞，脏腑功能失调。郁证初起，病变以气滞为主，常兼血瘀、化火、痰结、食滞等，多属实证。病久则易由实转虚，进而致心、脾、肝、肾多脏器亏虚的不同病变。临床大多以忧郁不畅，情绪不宁，胸胁胀满疼痛为主要表现，伴有或易怒易哭，或失眠多梦或咽中如有炙脔，吞之不下，咯之不出等特征。

西医学中的抑郁症、围绝经期综合征、癔症、焦虑症，可参考本节进行辅助治疗。

二、治疗

❀ 阳虚肝郁

症状：多见于女性围绝经期，症见情绪低落，郁郁寡欢，焦虑不安，过分担心发生意外，以悲观消极的心情回忆往事，甚者思维迟缓、反应迟钝，失眠，全身怕冷，四肢冷痛麻木等。舌暗、瘀斑、苔薄白，脉弦细紧。

养生药浴方

【组成】红花10g，地龙10g，鸡血藤30g，丝瓜络15g，丹参20g，艾叶10g，干姜12g，川芎10g，首乌藤15g，木香10g，细辛6g。

【功效】温阳活血，理气通络。

【用法】将上药加水2000~3000mL，煎取药液1000~1500mL倒入洗脚盆中足浴25~30分钟，每日2次，水温以患者感觉舒适为宜，温度低时加入热水提高温度，1剂药用2日，4周为1个疗程。熏洗完毕用干毛巾擦干双足皮肤，注意避风。

❀ 心肾不交

症状：多为围绝经期综合征表现。症见潮热汗出、心悸失眠、眩晕头痛、烦躁易怒、皮肤蚁行样感、骨关节痛等症。舌淡胖尖红苔薄白，脉沉无力。

养生药浴方

【组成】淮小麦30g，大枣5枚，天冬20g，制首乌20g，山茱肉12g，山药12g，葛根20g，刺五加15g。

【功效】滋补心肾，除烦安神。

【用法】上方加水1000mL煮制成汤剂500mL，每次取100mL放入足浴盆中，加入适量温水以没脚踝为宜，水温控制在40℃左右，每晚浴足1次，每次30分钟，3个月为1个疗程。

✿ 肾虚肝郁

症状：症见潮热汗出，心悸失眠，眩晕头痛，烦躁易怒，腰酸腿软等，舌淡、尖红、苔薄白，脉沉滑无力。

养生药浴方

【组成】菟丝子20g，杜仲20g，生地黄20g，柴胡15g，香附15g，酸枣仁12g，夜交藤12g，远志12g，甘草5g。

【功效】补肾益精，疏肝解郁，养心安神。

【用法】将上药水煎取汁500mL，睡前1小时倒入电加热足浴盆中，同时加温水4L左右，调节水温至40℃左右，足浴时液面要高于脚踝，每次浸泡30分钟，每日1剂，每日1次，2周为1个疗程。

✿ 肝肾阴虚

症状：症见焦虑抑郁，入睡困难，眠浅易醒，多梦，早醒，醒后难以入睡。可伴有头昏、乏力、注意力不集中、记忆力减退等症状。

养生药浴方

【组成】牛膝20g，当归15g，白芍20g，熟地黄20g，黄芪30g，桂枝15g，合欢花15g，石菖蒲15g，夜交藤15g，五味子15g，酸枣仁10g，远志10g，冰片6g，薄荷6g。

【功效】养肝补肾，疏肝解郁，养心安神。

【用法】将上药水煎取汁500mL，1天1剂，临睡前将双脚浸没于加入中药的热水中，水位高过三阴交穴（内踝尖上4横指），浸泡30分钟，1天1次，疗程4周。

三、注意事项

局部皮肤有严重损伤时，应暂停药浴，待伤口愈合后继续药浴。若患者出现胸闷、心悸等症状，可适当降低足浴水温，若患者无缓解，则应停止药浴。治疗期间禁饮茶、酒、咖啡。

胁痛

一、概念

胁痛是指肝胆络脉失和引起以一侧或两侧胁肋部疼痛为主要临床表现的一类疾病。胁痛多由情志不遂、饮食失节、跌扑损伤、久病体虚等多种因素，导致肝气郁结，肝失条达；或瘀血停着，疏泄不利，痹阻胁络；或湿热蕴结，肝失疏泄；或肝阴不足，络脉失养等诸多病机变化。胁痛的基本病机是肝胆络脉失和，其病机变化可归结为"不通则痛"与"不荣则痛"两类。因肝郁气滞，瘀血停着，湿热蕴结，所导致的胁痛属实证，是为"不通则痛"；阴血不足，肝络失养所致的胁痛则为虚证，属"不荣则痛"。临床多以一侧或两侧胁肋部疼痛为特征，部分患者可伴见胸闷、腹胀、嗳气呃逆、急躁易怒、口苦纳呆、厌食恶心等症。

属于西医学中的急慢性肝炎、肝硬化、肋间神经痛、胆囊炎及胆囊结石等疾病，可参考本节进行辅助治疗。

二、治疗

❧ 肝郁胃滞

症状：主要为胁肋胀痛或隐痛或刺痛或灼痛，或胸闷纳呆，恶心呕吐，或有身目发黄，或腰酸、口干咽燥等症。

养 生 药 浴 方

【组成】土茯苓30g，酒制大黄8g，虎杖15g，白花蛇舌草30g，生黄芪15g，灵芝12g，茯苓15g，女贞子20g，制何首乌15g，露蜂房10g，桑寄生15g，柴胡12g，姜黄9g，郁金12g，当归15g，赤芍20g，丹参20g。

【功效】调补肝肾，健运脾胃，疏肝行气，祛毒利湿。

【用法】取上药加适量水和200~300mL食用醋煮沸30分钟，每日1剂，倒入盆中待水温40℃左右时，每晚临睡前泡脚，水量以完全浸没双脚为准，先熏后洗待水温下降后再加热水，直到头部微有汗出，或周身微汗出为止，每次熏洗共20~30分钟，足浴后再按摩双足底部涌泉穴，每侧约10~15分钟。

❧ 肝郁脾虚

症状：胁肋胀痛或隐痛或刺痛，腹部膨隆，或见络脉曲张，伴胸闷憋气，恶心呕吐，或身目发黄等症。

养 生 药 浴 方

【组成】白芍20g，桂枝20g，制川芎18g，细辛10g，茯苓12g，赤芍10g，白术6g，黄芪8g，柴胡12g，大腹皮8g。

【功效】通阳利水，疏肝健脾，益肾补气。

【用法】将上药水煎取汁500mL，1天1剂，足浴盆中装35~40℃的温水，水面高度以没过踝关节10cm处为宜，将方剂稀释于该盆温水中，浸泡过程中不断加入热水使水温保持在40℃，每次20分钟，每日1次，当水肿消退，腹水消失时，继续巩固治疗1个月。

🐝 肝郁气虚

症状：胁肋隐痛，悠悠不休，遇劳加重，兼见口干咽燥，心中烦热，头晕目眩，舌红少苔，或舌下有迂曲，脉沉细弦而数或沉涩等症。

养生药浴方

【组成】柴胡18g，当归15g，黄芪30g，茯苓15g，王不留行15g，赤小豆30g，川椒9g，明矾12g，芒硝6g，牛膝15g。

【功效】养阴柔肝，祛瘀通络。

【用法】上药每日1剂，水煎2次，取汁1500mL，趁热先熏双足，待药液温度合适时浸泡至足踝以上，药液凉后再加温，每次浴足30分钟，每日2次，4周为1个疗程。

🐝 肝郁湿阻

症状：胁肋胀痛或灼热疼痛或刺痛，或口苦口黏，胸闷纳呆，恶心呕吐，小便黄赤，大便不爽，或兼有身热恶寒，身目发黄，或走窜不定，甚则引及胸背肩臂，疼痛每因情志变化而增减，胸闷腹胀，嗳气频作，得嗳气而胀痛稍舒，或痛有定处，痛处拒按，入夜痛甚，胁肋下或见有块，舌红、苔黄腻或紫暗，脉弦滑数或沉涩等症。

养生药浴方

【组成】茵陈30g，赤芍15g，土茯苓15g，苦参15g，皂矾6g，黄柏6g，苍术15g，大黄6g，栀子12g，生大黄12g，虎杖15g，贯众30g，草河车30g，板蓝根30g，垂盆草15g，生甘草15g。

【功效】疏肝解郁，清热化湿，祛瘀通络。

【用法】取上药水煎2次，取汁1500mL，每日1剂，趁热先熏双足，待药液温度合适时浸泡至足踝以上，药液凉后再加温，每次浴足30分钟，每日2次，4周为1个疗程。

🐝 肝郁湿热

症状：肝区胀痛，脘腹胀满，或纳呆，大便秘结或黏滞不畅，目黄染，黄色鲜明，溲黄，口干苦，舌苔黄腻，脉弦滑或滑数等症。

养 生 药 浴 方

【组成】苍术12g，茵陈12g，炒白术12g，茯神12g，车前草12g，炒栀子12g，半枝莲9g，制大黄6g。

【功效】清热化湿解毒。

【用法】将以上药物按量称取后，放入1500mL水中浸泡30~60分钟，武火煮沸，再以文火煎煮1小时，去渣取汁1000mL备用。将一次性塑料袋套于足浴盆中，将制备的药液加入沸水2500mL，将双足置于足浴盆上，利用蒸汽熏蒸足底，待水温降至40℃左右时，将双足浸泡20~30分钟。每晚睡前足浴，每日1次。疗程为2~4周。

三、注意事项

下肢局部皮肤有损伤时，应暂停足浴，待伤口愈合后继续足浴。若患者出现胸闷、心悸等症状，可适当降低足浴水温，若患者无缓解，则应停止足浴。

☁ 胃痛 ☁

一、概念

胃痛，又称胃脘痛，是以上腹胃脘部近心窝处疼痛为主症的疾病，常伴有食欲不振，恶心呕吐，嘈杂泛酸，嗳气吞腐等上消化道症状，多有反复发作病史，发病前多有明显的诱因。中医学认为主要由外邪犯胃、饮食伤胃、情志不畅和脾胃素虚等，导致胃气郁滞，胃失和降，不通则痛。

西医学中急性胃炎、慢性胃炎、胃溃疡、十二指肠溃疡、功能性消化不良、胃黏膜脱垂等以上腹部疼痛为主要症状的疾病，属于中医学胃痛范畴，可参考本节辨证论治。

二、治疗

🐝 脾胃虚寒

症状：胃痛隐隐，绵绵不休，喜温喜按，空腹痛甚，得食则缓，劳累或受凉后发作或加重，泛吐清水，神疲纳呆，四肢倦怠，手足不温，大便溏薄，舌淡、苔白，脉虚弱。

养生药浴方

【组成】黄芪20g，高良姜20g，吴茱萸15g，肉桂15g，延胡索15g，木香10g，小茴香10g。

【功效】温中健脾，和胃止痛。

【用法】将上药择净，共研成细末，放入温度适宜的自动足浴盆中，加入38~40℃热水，取坐位或半坐位，暴露双足至小腿中部，水位要淹至三阴交（内踝尖上4横指）穴位以上，将足浴盆电源打开，开启加热及按摩功能，每次时间30~40分钟，感觉微出汗，每日1次，10~14次为1个疗程。亦可使用普通的足浴盆代替。

🐝 寒邪客胃

症状：胃痛暴作，恶寒喜暖，得温痛减，遇寒加重，口淡不渴，或喜热饮，舌淡、苔薄白，脉弦紧。

养生药浴方

【组成】桂枝20g，干姜30g，吴茱萸30g，艾叶50g。

【功效】温胃散寒止痛。

【用法】上药加水适量，浸泡30分钟，煎煮20分钟后去渣取汁，与2000mL开水同入足浴桶，先熏蒸，后泡洗双足，每天1次，每次30~40分钟。7天为1个疗程。

❦ 肝气犯胃

症状：胃脘胀痛，痛连两胁，遇烦恼则痛作或痛甚，嗳气、矢气则痛舒，胸闷嗳气，喜长叹息，大便不畅，舌苔多薄白，脉弦。

养 生 药 浴 方

【组成】香附30g，陈皮60g，青皮60g，木香30g。

【功效】疏肝理气，和胃止痛。

【用法】加水适量，煎煮30分钟，去渣取汁，与开水同入泡足桶，先熏后泡，每天1次，每次30分钟。7天为1个疗程。

❦ 胃热

症状：胃脘部灼热疼痛，得凉稍缓，喜进凉食，口干口苦，苔黄腻。

养 生 药 浴 方

方1

【组成】蒲公英100g，生大黄10g，青皮30g。

【功效】清热泻火、行气止痛。

【用法】将药用清水浸泡30分钟，加水2000mL煎汤，煮沸20分钟后去渣取汁，入桶后加醋30mL，调温后足浴。每日1次，每次40分钟，日换药1剂，10日为1个疗程。

方2 胃痛基础方

【组成】千年健30g，追地风30g，红景天30g，生艾叶60g，桂枝30g，独活30g，丁香30g，木瓜30g，蛇床子30g，木香30g，花椒30g，川芎30g，赤芍30g，白豆蔻30g，浙白术30g，佩兰30g，薄荷30g，陈皮30g，苍术30g。

【功效】醒脾益胃，舒筋活络。

【用法】将药物制成粉剂，小布袋包装。足浴前先将药包放入盆内，倒入3000mL开水，以能没过脚踝为准。待开水将药性泡开，水温自然降至患者感觉不烫可耐受（一般控制在40~50℃）为宜。双脚相互揉搓，按摩足部穴位和足部反射区，待双脚无温热感觉时，结束足浴。每日睡前1次，1次1包，时间30~40分钟，10天为1个疗程。

三、注意事项

☆患者双足无温热感时，切不可继续泡脚，足浴结束用毛巾擦干双脚。

☆后要注意避风，以免寒从脚入，加重病情。

☆若患者出现大汗淋漓、心慌、头晕、局部皮肤红痒等症状时，应停止泡脚。

☆忌食辛辣、刺激食物，养成良好的饮食习惯，不要暴饮暴食，或饥饱无常，饮食以少食多餐、清淡易消化为原则。

☆注意精神的调摄，保持心情愉快，劳逸结合。

☆可做一些必要的检查，以排除其他恶性疾病。

☙ 泄泻 ☙

一、概念

泄泻是以排便次数增多，粪质稀溏或完谷不化，甚至泻出如水样为主症的疾病，常兼有腹胀、腹痛、肠鸣、纳呆。中医学认为本病的病因，有感受外邪，饮食所伤，情志不调，禀赋不足，久病脏腑虚弱等，主要病机是脾病湿盛，脾胃运化功能失调，肠道分清泌浊、传导功能失司。

西医学的急性肠炎、炎症性肠病、肠易激综合征、吸收不良综合征、肠道肿瘤、肠结核等，或其他脏器病变影响消化吸收功能以泄泻为主症者，均可参考本节进行辨证论治。

二、治疗

❧ 湿热证

症状：泄泻腹痛，泻下急迫，或泻而不爽，粪色黄褐，气味臭秽，肛门灼热，烦热口渴，小便短黄，舌质红、苔黄腻，脉滑数或濡数。

养 生 药 浴 方

【组成】葛根50g，白扁豆10g，车前草150g。

【功效】除湿止泻。

【用法】将上药水煎20~30分钟后，去渣取液，放入浴盆中，兑适量温开水，水面以超过足踝为度。水温保持在30℃左右。浸泡足部30~60分钟，每日2~3次。

❧ 脾肾阳虚

症状：黎明前脐腹作痛，肠鸣即泻，完谷不化，腹部喜暖，泻后则安，形寒肢冷，腰膝酸软，舌淡、苔白，脉沉细。

养 生 药 浴 方

【组成】炮姜、附子、益智仁、丁香各30g。

【功效】暖肾固精，固脾止泻。

【用法】上药清水浸泡30分钟，加水2000mL煎煮，煮沸20分钟后去渣取汁，调温后于上午浴足。剩余药渣加水2000mL再煎，煮沸10分钟后去渣取汁于睡前浴足。每日2次，每次30分钟，日换药1剂，7日为1个疗程。

🐝 寒湿内盛

症状：泄泻清稀，甚则如水样，脘闷食少，腹痛肠鸣，或兼外感风寒，伴恶寒，发热，头痛，肢体酸痛，舌苔白或白腻，脉濡缓。

养 生 药 浴 方

【组成】生姜60g，葱白30g。

【功效】发散风寒，止呕止泻。

【用法】将生姜捣烂，葱白切段，加水3000mL，煎煮至沸30~40分钟，去渣。趁热用食指蘸药液在患者的拇指及小指根部的掌面向外擦洗12次，再向内关穴（前臂掌侧腕横纹上2寸）、手臂方向擦洗12次，每日1~2次，连用3天为1个疗程。

🐝 脾胃虚弱

症状：大便时溏时泻，迁延反复，食少，食后脘闷不舒，稍进油腻食物，则大便次数增加，面色萎黄，神疲倦怠，舌质淡、苔白，脉细弱。

养 生 药 浴 方

【组成】山药、莲子、芡实、藕、蕨麻、百合、菱角各20g。

【功效】健脾益气，除湿止泻。

【用法】上药加水适量，煎煮30分钟，去渣取汁，与开水同入泡足桶内，泡足，同时配合足部按摩，每晚1次，每次30~40分钟。10天为1个疗程。

养·生·香·薰·方

【组成】人参10g，白术9g，茯苓9g，炙甘草6g，沉香5g。

【制法】将人参、白术、茯苓、炙甘草、沉香分别制粉，以沉香粉为基础，逐一将余药加入调匀收藏。

【功效】补气、健脾、养胃。

【用法】脐香法，将上药用炼蜜，或直接用温开水调成膏状，用时取能将脐填满大小即可，外用胶布封贴。每日一换。

三、注意事项

☆药浴后盖被静卧，注意保暖。

☆饮食有节，宜清淡，富营养，可食用易消化食物，如山楂、山药、莲子、扁豆、芡实等。避免进食生冷不洁，忌食难消化或清肠润滑食物。急性泄泻患者要给予流质或半流质饮食。

☆保证摄入足量的液体，如口服补盐水、热水、汤等，避免喝咖啡、某些药茶、过甜的饮料和酒等，以免使身体脱水加重。

便秘

一、概念

便秘是指粪便在肠内滞留过久，秘结不通，排便周期延长，或周期不长，但粪质干结，排出艰难，或粪质不硬，虽有便意，但便而不畅的疾病。常伴有腹胀、腹痛、口臭、纳差及神疲乏力、头晕心悸等症。中医学认为本病的病因主要有饮食不节、情志失调、外邪犯胃、禀赋不足等，病机主要是热结、气滞、寒凝、气血阴阳亏虚引起肠道传导失司所致。

西医学的功能性便秘，肠易激综合征、肠炎恢复期肠蠕动减弱引起的便秘，直肠及肛门疾患引起的便秘，药物性便秘，内分泌及代谢性疾病的便秘，以及肌力减退所致的排便困难等，均可参考本节辨治。

二、治疗

❋ 阳虚秘

症状：大便干或不干，排出困难，小便清长，面色㿠白，四肢不温，腹中冷痛，或腰膝酸冷，舌淡苔白，脉沉迟。

养　生　药　浴　方

方1

【组成】艾叶50g，生姜25g（切片）。

【功效】温阳通便。

【用法】上药一起放入浴缸中，先加热水浸泡30分钟，再加水调至适宜温度后，即可进行洗浴。药浴时，用艾叶和生姜在腹部肚脐周围进行擦拭，直至皮肤发红、发热为止，每周药浴3次，连续3周即可见效。

方2

【组成】肉苁蓉15g，麻仁、巴戟天各30g，菟丝子20g。

【功效】温阳通便。适用于阳虚秘，伴腰膝酸软、筋骨无力者。

【用法】上药清水浸泡20分钟，加水2000mL煎汤，煮沸20分后去渣取汁，调温后药浴。每日2次，每次30分钟，日换药1剂，便通即止。

❋ 热秘

症状：大便干结，腹胀腹痛，口干口臭，面红心烦，或有身热，小便短赤，舌红、苔黄燥，脉滑数。

养生药浴方

【组成】小蓟20g，生大黄10g，槐花15g，全瓜蒌20g。

【功效】泻热导滞，润肠通便。

【用法】每日1剂，煎约500mL药汁，先熏洗肛门，再坐浴15~30分钟，每日1~2次，7天为1个疗程。同时嘱多吃蔬菜、水果，少吃油炸、辛辣之品。

气虚秘

症状：大便并不干硬，虽有便意，但排便困难，用力努挣则汗出短气，便后乏力，面色神疲，肢倦懒言，舌淡、苔白，脉弱。

养生药浴方

【组成】黄芪50g，郁李仁40g，山药30g，党参30g，生白术30g，陈皮20g，甘草15g。

【功效】益气润肠。

【用法】每天晚上睡前，将上药清水浸泡30分钟，加水2000~3000mL煎汤，煮沸20分钟后去渣取汁，倒入木桶，待水温为40~42℃时浴足，使水位没过足趾，泡足过程中反复搓动足底，并配合足底穴位按摩。每天1次，每次30~40分钟，10天为1个疗程。

血虚秘

症状：大便干结，面色无华，头晕目眩，心悸气短，健忘，口唇色淡，舌淡、苔白，脉细。

养生药浴方

【组成】当归30g，熟地黄50g，白芍20g，赤芍20g，桃仁20g，火麻仁50g。

【功效】养血润燥。

【用法】将上药放入药锅中，加水适量煎煮，其量根据浴盆而定，待药液至40℃时沐浴全身。每日2次，每次30分钟，10日为1个疗程。

养 生 香 薰 方

【组成】火麻仁500g，芍药250g，枳实250g，大黄500g，厚朴250g，杏仁250g，何首乌250g。

【制法】将麻子仁、杏仁、大黄、厚朴、枳实、芍药、何首乌各单独制粉，以何首乌粉为基础，逐一将余药加入，调匀收藏备用。

【功效】润肠通便。

【用法】脐香法，将上药用炼蜜，或直接用温开水调成膏状，用时取能将脐填满大小即可，外用胶布封贴，每日一换。

❧ 气滞秘

症状：大便干结，或不甚干结，欲便不得出，或便而不爽，肠鸣矢气，腹中胀痛，嗳气频作，纳食减少，胸胁痞满，舌苔薄腻，脉弦。

养 生 药 浴 方

【组成】木香20g，槟榔40g，乌药20g，大黄15g。

【功效】疏肝理气导滞。

【用法】加水适量，煎煮30分钟，去渣取汁，倒入泡足桶，先熏蒸后泡足，并配合足底按摩。每天1次，每次30~40分钟，15天为1个疗程。

三、注意事项

☆药浴时间根据药量而定，水凉出浴，注意保暖。

☆切忌滥用泻药或通便剂，否则会使肠黏膜麻痹，产生依赖性。

☆合理膳食，以清淡为主，多吃粗纤维的食物及香蕉、西瓜等水果，勿过食辛辣厚味或饮酒无度。

☆每日按时如厕，养成定时大便的习惯。

☆保持心情舒畅，加强腹肌锻炼，利于改善胃肠功能。

☙ 痹证 ❧

一、概念

痹证是指因风、寒、湿、热等外邪侵袭人体，闭阻经络，气血不能畅行，以肌肉、筋骨、关节等酸痛，麻木，重着，伸屈不利，甚或关节肿大灼热等为主要临床表现。临床根据病邪偏胜和症状特点，分为行痹、痛痹、着痹和热痹。

风寒湿痹，多因素体虚弱，腠理疏松，营卫不固，外邪乘虚而入；或居处潮湿，涉水冒寒；或劳累之后，汗出当风，以致风寒湿邪侵袭人体，注于经络，留于关节，气血痹阻而发。其中行痹为风寒湿痹中虽有关节酸痛，但无局部红肿灼热，偏于风胜者，以关节酸痛游走不定为特征。着痹为风寒湿痹中偏于湿胜者，以肢体酸痛重着，肌肤不仁为特征。痛痹为风寒湿痹中偏于寒者，以关节痛剧，疼痛不移为特征。热痹，多为素体阳盛或阴虚有热，复感风寒湿邪，郁久化热；或感受热邪，留注关节，出现特征性的关节红肿热痛或发热者。痰瘀痹阻及久痹正虚病程日久者，可出现痰瘀痹阻、气血不足及肝肾亏虚等症。

属于西医学中的风湿性关节炎、风湿热、类风湿关节炎、骨关节炎、纤维组织炎和神经痛等疾病，可参考本节进行辅助治疗。

二、治疗

❦ 风寒痛痹

症状：主要症见手足小关节，关节肿痛，活动受限，晨僵，遇寒痛增，得热则减，关节不可屈伸，局部皮色不红，触之不热，舌淡、苔薄白，脉弦紧。

养 生 药 浴 方

【组成】生川乌、生草乌、秦艽、红花、牛膝、伸筋草各20g。

【功效】祛风散寒，活血通络。适用于风寒瘀阻之类风湿关节炎。

【用法】将以上药物放入1500mL水中浸泡30~60分钟，武火煮沸，再以文火煎煮1小时，去渣取汁1000mL，将制备的药液加入沸水2500mL，利用蒸汽熏蒸患处，待水温降至40℃左右时，将患处浸泡20~30分钟。每晚睡前1次。

❀ 寒瘀痛痹

症状：四肢关节肿胀疼痛，伴活动受限，晨僵，遇寒痛增，得热则减，甚者关节变形，不可屈伸，局部皮色不红，触之不热，纳差，舌暗淡或暗红、苔薄白，脉弦紧等症。

养 生 药 浴 方

【组成】川芎15g，三棱6g，桂枝12g，制川乌10g，制草乌10g，冰片6g，苏木18g，红毛五加皮15g，莪术6g，红花10g。

【功效】温经散寒，活血化瘀，通络止痛。适用于寒瘀互阻之类风湿关节炎。

【用法】将上述中药制成粉末，加100℃左右热水500mL倒入足浴盆内浸泡10分钟左右，再加热水3000~4000mL。先熏待温度降至40℃时再将脚泡入中药中维持水温在40℃左右，浸泡30分钟。10天为1个疗程，连续3个疗程。

❀ 风寒湿痹

症状：四肢关节肿胀疼痛，伴活动受限，晨僵，遇风寒痛增，得温得热则减，甚者不可屈伸，局部皮色不红，触之不热，舌淡红或暗红、苔薄白，脉弦紧或沉弦。

养生药浴方

【组成】红花、川椒、当归、丁香各10g，独活12g，丹参、忍冬藤各15g，艾叶、伸筋草各30g。

【功效】祛风散寒，除湿通络。

【用法】在专用浴池内加热水60L，将已煎好的中药汤剂加入水中，患者全身浸在药液中，头颈胸露出水面，水温维持在40~42℃，浸泡30分钟后，用温水淋浴冲洗药液，用干毛巾拭干穿衣，保暖避风，卧床休息，每日1次，连续6周。

🐝 风湿着痹

症状：关节屈伸不利，痛处固定，痛处有或无明显红肿，皮肤触之不热，酸楚，重着，麻木，得热则减，遇阴雨、寒则重，夜重昼轻，舌苔白腻，脉濡缓或弦紧。

养生药浴方

【组成】桃仁20g，细辛10g，赤芍20g，黑附片15g，花椒30g，防风15g，当归30g，鸡血藤10g，艾叶15g，独活25g，羌活25g，透骨草30g，红花20g。（全方随证加减：热重去黑附片加白花蛇舌草10g，忍冬藤20g；畏寒重加干姜10g；湿重加薏苡仁30g，苍术10g）。

【功效】祛风散寒除湿，活血化瘀通络。

【用法】上药水煎后去渣取液1000mL，加白酒50mL，以增温经祛寒之功效。待水温38~42℃时浸洗；每天2次，每次浸泡半小时，以微微汗出为宜，水温降低随时添加热药汁保持温度，20天为1疗程，休息2天继续下一疗程，治疗期间忌辛辣刺激性食物及牛、羊、鹅肉及海鲜类。

🐝 肾虚寒凝痛痹

症状：腰部或双膝关节冷痛重着，逐渐加重，遇阴雨天加重，痛有定处，遇寒痛增，得热则减，以大关节肿痛、活动受限为主，舌暗淡、苔薄白，脉弦紧。

◇养◇生◇药◇浴◇方◇

【组成】透骨草、五加皮、海桐皮、威灵仙、苏木、当归、鸡血藤、桂枝、草乌头各10g。

【功效】祛风散寒，活血通络。适用于退行性骨关节病。

【用法】在专用浴池内加热水60L，将已煎好的中药汤剂加入水中，患者全身浸在药液中，头颈胸露出水面，水温维持在40~42℃，浸泡30分钟。

◇养◇生◇香◇薰◇方◇

【组成】肉桂15g，丁香10g，人参10g，三七10g，乳香15g，没药15g，当归15g，红花10g，丹参10g，青风藤15g，羌活15g，秦艽15g，补骨脂30g，松节15g，威灵仙15g，淫羊藿15g。

【制法】将乳香、没药、当归、红花、丹参、青风藤、羌活、秦艽、补骨脂、松节、威灵仙、淫羊藿熬制成膏，将肉桂、丁香、人参、三七制粉入膏中，调匀收藏备用。

【功效】补肾固肾，祛风除湿，止痛。

【主治】坐骨神经痛，椎间盘突出，腰痛、腿痛。

【用法】取适量上药，用温水调糊状，纳脐中，用胶布或敷料贴住，每日一换，或1日2~3次。

三、注意事项

发热、皮损、有严重心肺功能不全、脑血管病变、出血倾向患者或孕妇、女性月经期禁用。局部皮肤有损伤时，应暂停药浴，待伤口愈合后继续药浴。若患者出现胸闷、心悸等症状，可适当降低药浴水温，若患者无缓解，则应停止药浴。

附：强直性脊柱炎

一、概述

强直性脊柱炎（ankylosing spondylitis，AS）是一种慢性炎症性疾病，主要侵犯骶髂关节、脊柱、脊柱旁软组织及外周关节，可伴发关节外表现，严重者可发生脊柱畸形和强直。AS的特征性标志和早期表现之一为骶髂关节炎，附着点炎为本病的特征性病理改变，脊柱受累晚期的典型表现为"竹节样改变"。我国AS患病率初步调查为0.3%左右。本病男女之比约为（2~4）:1，女性发病较缓慢且病情较轻。发病年龄通常在15~40岁。

主要临床表现为逐渐出现腰背部或骶髂部疼痛和（或）僵硬，可有半夜痛醒、翻身困难，晨起或久坐后起立时下腰部僵硬明显，但活动后减轻。部分患者有臀部钝痛或腰骶部剧痛，偶尔向周边放射。咳嗽、打喷嚏、突然扭动腰部时疼痛可加重。疾病早期臀部疼痛呈一侧间断性疼痛或左右侧交替性疼痛。多数患者的病情由腰椎向胸、颈椎发展，出现相应部位疼痛、活动受限或脊柱畸形。

二、治疗

❧ 风寒痹阻

症状：两骶髂关节、腰背部反复疼痛为主，早中期可见脊椎活动有不同程度受限，晚期则见脊柱强直或驼背固定，胸廓活动减少或消失等症。

养 生 药 浴 方

【组成】当归15g，红花10g，土鳖虫10g，独活15g，鸡血藤15g，乌梢蛇6g，威灵仙15g，秦艽15g，海风藤15g，桑枝15g，寻骨风15g。

【功效】祛风化湿，活血通络。

【用法】上药每日1剂，放入1500mL水中浸泡30~60分钟，武火煮沸，再以文火煎煮1小时，去渣取汁1000mL，加上温水30~60L，待水温38~42℃时浸洗；每天2次，每次浸泡30分钟，以微微汗出为宜，水温降低随时添加热药汁保持温度，30天为1疗程，休息5天继续下一疗程，共为2个疗程，治疗期间忌辛辣刺激性食物，牛、羊、鹅肉及海鲜类。

🐝 湿瘀痹阻

症状：腰脊疼痛、僵硬，遇寒加重，或双髋关节疼痛乏力，活动受限，舌质淡暗或淡红、苔白，脉滑或细弱。

养 生 药 浴 方

【组成】王不留行30g，泽兰、秦艽、海桐皮、苦参各20g，三棱、莪术、透骨草、伸筋草、川草乌、白鲜皮、桑寄生各15g，苏木10g。

【功效】祛风除湿、活络通痹、补肾通督。

【用法】将药包放入储药罐中，1包药配1L水，煎出药液，将其注入浴盆，水温40℃，水深以平坐齐胸为宜。每次泡40分钟，隔日1次，1个月为1个疗程，连续用1~3疗程。

🐝 瘀血痹阻

症状：腰骶部疼痛，压痛明显，伴晨僵，弯腰下蹲活动受限，晚期常致自颈项以下脊柱畸形和强直等症。舌暗红、瘀斑、苔白，脉弦细紧。

养 生 药 浴 方

【组成】洋金花、马钱子、雷公藤各400g。

【功效】舒筋通络、散结消肿。

【用法】将上药制成粉，装入布袋浸泡1小时，煮沸20分钟，用120L温水将水温调至40℃，全身入池浸泡，并按摩病变部位。1次/日，30分钟/次，水温维持在40~42℃。

🐝 肾虚寒凝血瘀

症状：两骶髂关节、腰背部反复疼痛，压痛明显，伴晨僵，晨起遇寒则重，得热则减，早中期可见脊椎活动有不同程度受限，晚期则见脊柱强直或驼背固定，胸廓活动减少或消失等症，舌淡紫、胖大、瘀斑、苔薄白，脉沉细。

养生药浴方

【组成】洋金花、黄芪、桃仁、红花、牛膝、木瓜、续断、骨碎补、桂枝、独活、白芍、威灵仙、地龙、羌活、薏苡仁、附子、雷公藤、青风藤、伸筋草、透骨草、防己、忍冬藤各50g。

【功效】温肾散寒，化瘀壮骨，活血通络。

【用法】将上药制成粗粉装入布袋，用120L温水浸泡24小时，煮沸20分钟，用时取药液60L，放入浴盆内，加入温水60L，待水温降至40℃时全身浸洗，轻轻活动四肢，每日1次，每次45分钟，水温维持在37~40℃，以微微汗出为宜，水温降低随时添加温水保持温度，20天为1疗程，休息5~10天继续下一疗程，治疗期间忌辛辣刺激性食物，牛、羊、鹅肉及海鲜类。

三、注意事项

发热、皮损、有严重心肺功能不全、脑血管病变、出血倾向患者或孕妇、女性月经期禁用。局部皮肤有损伤时，应暂停药浴，待伤口愈合后继续药浴。若患者出现胸闷、心悸等症状，可适当降低药浴水温，若患者无缓解，则应停止药浴。

筋伤

一、概念

筋伤是各种暴力或慢性劳损等原因所造成筋的损伤。各种直接暴力、间接暴力都可引起筋伤，如跌仆、碾轧、举重、扭捩等；另外，某一局部活动过度，也可引起劳损性伤筋；体质、年龄、解剖生理等人体内部因素也是造成筋伤的原因。筋伤的发生多由于筋骨劳损，气血痹阻不通，瘀血结聚，阻滞经络，日久筋肉关节失于濡养而致关节屈伸不利。主要以局部肌肉疼痛肿胀，活动受限为临床特征。西医学中的骨关节周围的皮下组织、肌肉、肌腱、筋膜、韧带、腱鞘等损伤，可参考本节进行辅助治疗。

二、治疗

🐝 肌腱断裂术后

症状：伤肢活动不利，伴有局部肌肉肿胀疼痛、麻木等症。

养生药浴方

【组成】当归12g，川芎10g，赤芍10g，生地黄15g，桑枝15g，红花10g，防风10g，木香6g，荆芥10g，乳香10g，没药10g，细辛6g，丝瓜络15g，艾叶10g，血竭10g，伸筋草15g，桂枝12g，姜黄10g，威灵仙30g。

【功效】温经散寒，活血化瘀，化痰通络。

【用法】取上药加水适量煮沸30分钟，每日1剂，倒入盆中待水温40~42℃时，将患肢浴洗，水量以完全浸没患肢病灶为准，先熏后洗，待水温下降后再加热水，每次30分钟，每日2次，边浴洗边行局部按揉推拿、主动伸屈，后期结合被动牵伸、屈曲创伤部位。

🐝 各关节术后肌肉僵硬

症状：肢体僵硬和肿胀，伴疼痛，活动受限等症。

养·生·药·浴·方

【组成】桑寄生、川牛膝、桃仁、续断各10g，红花、透骨草、海桐皮、伸筋草各12g。

【功效】祛风除湿，活血化瘀，舒筋通络

【用法】将上述药物加入2000~3000mL清水浸泡1小时，武火煮开后温和煎熬20分钟，把受伤肢体放在药液上方20~30cm位置熏蒸，每次30分钟，每天2次。把熏洗后的药液去渣后倒入盆内，当药液温度降低至40~42℃，把受伤肢体放入盆内浸泡，药浴每次浸泡30分钟，每天2次。疗程为20天。

🐝 下肢骨折中后期疼痛

症状：患肢肿胀疼痛，皮肤僵硬，体温偏低，患肢怕冷，肢体活动障碍等症。

养·生·药·浴·方

【组成】红花15g，桃仁20g，伸筋草30g，舒筋草30g，透骨草30g，威灵仙15g，鸡血藤20g，生川乌30g，生草乌30g，生天南星20g，白芷15g，羌活15g，独活15g，没药20g。

【功效】活血通络，祛瘀散寒，消肿止痛

【用法】装袋中药在砂锅内熬制20~25分钟，取其汤汁放入足浴盆内。水温度保持在40~42℃，以皮肤适应为佳。热水的深度为浸到三阴交穴（内踝尖上4横指）上部。时间25~30分钟为宜，每日1~2次。密切观察患者面色、足部皮肤情况。如使用木桶泡脚需加2~3次热水。每次浴足后要清除双足上浴足液的残留物，选用沐浴露或无碱、低碱的浴皂洗涤双足，洗后用温水清足并用毛巾擦干，浴足后仍可外敷中药，并适当按摩双足，注意双足的保暖防寒。3周为1个疗程。

🌿 踝关节急性软组织损伤

症状：踝关节肿胀疼痛，局部皮肤瘀紫，痛处拒按，入夜痛甚，舌紫暗，脉弦滑数或沉涩。

养<生<药<浴<方

【组成】透骨草30g，生川乌20g，生草乌20g，苏木30g，威灵仙30g，木瓜20g，五加皮30g，海桐皮30g，制乳香15g，制没药各15g。

【功效】祛风除湿，理气活血，祛瘀通络。

【用法】将上药混合碾碎，装入药袋封口，50g/袋，1袋/次，使用前先用约80~100℃开水适量将上药浸泡20~30分钟后倒入木制足浴盆，调整水温为38~41℃，浸浴患足，水平面高于踝关节，每次浸泡20~30分钟，2次/日，7日为1个疗程。

三、注意事项

下肢局部皮肤有严重损伤时，应暂停足浴，待伤口愈合后继续足浴。若患者出现胸闷、心悸等症状，可适当降低足浴水温，若患者无缓解，则应停止足浴。

⌘ 水肿 ⌘

一、概念

水肿是体内水液潴留，泛滥肌肤，以头面、眼睑、四肢、腹背，甚至全身浮肿为临床特征的一类疾病。

多为外感风寒湿热之邪，或水湿浸渍，疮毒浸淫，或饮食劳倦，房劳过度，久病体虚等原因。中医认为水肿的病位主要在肺、脾、肾三脏，与心、肝、三焦、膀胱联系密切。主要由于肺失宣降，脾失健运，肾失开合，膀胱气化失常，而导致体内水液潴留，泛滥肌肤。

西医学中的肾病综合征、肾小球肾炎、肾功能不全、心力衰竭、肝硬化、甲状腺功能减退、糖尿病相关并发症以及营养障碍等疾病出现的水肿，可参考本节进行辅助治疗。

二、治疗

❧ 气虚血瘀

症状：喘促，动则喘甚，胸闷，气短，心悸，怔忡，乏力，动则加重，神疲，自汗，易感冒，舌质紫暗或有瘀斑或瘀点，苔薄白，舌下脉络迂曲、粗乱，脉细弱。

养 生 药 浴 方

【组成】黄芪100g，茯苓150g，红花50g，车前子100g。

【功效】健脾益气，活血祛瘀，利水消肿。

【用法】上药水煎2次，共取药液1000mL，40℃左右时熏洗双足，每晚1次，每次熏洗共15~20分钟。熏洗完毕用干毛巾擦干双足皮肤，注意避风。

❧ 肺肾两虚

症状：全身水肿，双下肢明显，双下肢肤色瘀斑，伴有咳嗽，舌暗红、苔薄白，舌下络脉紫，脉沉细。适用于2型糖尿病肾病水肿。

养 生 药 浴 方

【组成】麻黄60g，桑白皮60g，泽泻60g，桃仁60g，杏仁60g，赤芍60g，川芎60g，生黄芪100g。

【功效】宣肺利水，活血通络。

【用法】将上述中药装进特制的无纺布袋，放入煎药锅内加水加压煎煮30

分钟，取汁，连续煎煮2次，2煎混合，兑入适量温水，药浴30~40分钟，每日1次。尽量将全身浸泡在药液中，只露头部，使周身微微汗出，促进药物充分吸收。

三、注意事项

患者进行中药药浴时应有人看护，可予低流量吸氧，注意通风，以防因气压低而出现心慌憋气；控制浸浴温度，避免烫伤；妇女月经期间不宜治疗；随时观察患者情况，如出现头昏、心悸、胸闷等不适感觉时应立即停止治疗；治疗后注意保暖、休息，并适当补充水分；皮肤破溃者避免药浴。

∽ 癃闭 ∾

一、概念

癃闭是由于肾和膀胱气化失司导致的以排尿困难，尿量明显减少，小便点滴而出，甚至闭塞不通为临床特征的一种疾病。其中，小便不利，点滴而短少，病势较缓者称为癃；小便闭塞，点滴全无，病势较急者称为闭。癃和闭均为排尿困难，轻重程度上不同，多合称为癃闭。癃闭多为外邪侵袭，饮食失调，七情失和，劳欲过度，年老久病，尿路阻塞所致。其病位在膀胱，与肺、脾、肝、肾、三焦均有关，多属虚实夹杂之证，三焦气化不利，或尿路阻塞，导致肾和膀胱气化失司。

西医学中各种原因引起的尿潴留和无尿症，如神经性尿闭、膀胱括约肌痉挛、尿路结石、尿路肿瘤、尿道狭窄、尿路损伤、前列腺肥大、脊髓炎所致的尿潴留，肾前性、肾后性及肾实质性病变所导致的急慢性肾功能衰竭的少尿或无尿症，均可参考本节内容。

二、治疗

🐝 肾阳衰惫

症状：小便不通或点滴不爽，排出无力，面色㿠白，神气怯弱，畏寒，腰膝冷而酸软无力，舌质淡、苔白，脉沉细而尺弱。

养·生·药·浴·方

【组成】红花50g，牛膝40g，皂角刺50g，菖蒲30g，赤芍30g，车前子40g，枳实30g，肉桂30g。

【功效】温经通络，行气活血。

【用法】布包煎，沸水煎15~30分钟，滤渣备用。在浴盆内盛热水，水深过耻骨联合上方20cm，同时加入1~2g诺氟沙星粉末以防感染。令患者坐于池中，自脐至耻骨联合作腹部按摩，用力均匀、缓和，每次热浴15~30分钟，每日1~2次，7日为1个疗程。

【注意事项】前列腺增生癃闭排尿通畅后仍需坚持治疗。

🐝 膀胱湿热

症状：小便点滴不通，或量少而短赤灼热，小腹胀满，口苦口黏，或口渴不欲饮，或大便不畅，舌红、苔黄腻，脉数。

养·生·药·浴·方

【组成】黄酒1000mL。

【功效】清热利湿，引热下行。

【用法】将1000mL黄酒倒入盆中，加热至40℃，浸泡双脚，每次40~60分钟。

【注意事项】本方适用于膀胱湿热所致的小便不通。在足浴的同时，应配合使用清热利湿、通利小便的中药。

淋证

一、概念

淋证是由湿热邪气蕴结膀胱，气化失司，水道不利等引起的以小便频数短涩、滴沥不尽、尿道涩痛、小腹拘急、痛引腰腹为主要临床表现的一类疾病。

多与膀胱湿热，脾肾亏虚，情志失调有关，病位多在膀胱和肾，与脾、心、肝有密切关系。本病初期多实证，久病多虚。多为湿热蕴结下焦，膀胱气化不利，久病由腑入脏，导致脾肾亏虚，中气下陷，固摄无权而见小便频急、淋沥涩痛、小腹拘急、腰部酸痛诸症。

西医学中的急、慢性尿路感染，泌尿道结核，尿路结石，急、慢性前列腺炎，化脓性膀胱炎，乳糜尿，膀胱癌，前列腺癌及尿道综合征等均可参考本节内容。

二、治疗

❀ 膀胱湿热

症状：小便热赤，尿时热痛，小便频急，尿量少，病情反复发作。或伴有腰疼拒按，大便秘结，舌红、苔黄腻，脉濡数。

养 生 药 浴 方

【组成】苍术20g，黄柏20g，蛇床子30g，苦参30g，白鲜皮20g，生百部15g，土茯苓30g。

【功效】清热燥湿，杀虫止痒。

【用法】加水1500~2000mL，沸后煎煮20分钟。患者以温开水清洗外阴后，熏洗坐浴10~20分钟；待药液变冷，再加水500mL，煎煮10分钟，熏洗坐浴方法同上。

🐝 气滞血瘀

症状：会阴部、外生殖器区、下腹部、耻骨上区、腰骶及肛门周围坠胀，或以上部位疼痛，尿后滴沥，尿刺痛，舌质暗或有瘀点瘀斑，舌下络脉紫，脉弦或涩。

养 生 药 浴 方

【组成】赤芍30g，白芍30g，丹参20g，王不留行20g，黄芪20g，延胡索15g，生白术15g，桃仁12g，水蛭10g，红花10g，甘草10g，蜈蚣3g。

【功效】行气活血，化瘀通络。

【用法】加水1500~2000mL，沸后煎煮20分钟。水温降至40℃，坐浴20分钟，每天1次。治疗疗程4周。

三、注意事项

局部温水坐浴水温较高，长时间的热水坐浴会使睾丸温度增高，甚至造成睾丸损伤导致睾酮分泌减少，可能使中老年男性雄激素部分缺乏综合征提前出现，故对有生育要求的男性应尽量避免使用。

❧ 痤疮 ❧

一、概念

痤疮是一种以颜面、胸、背等处生丘疹如刺，可挤出白色碎米样粉汁为主要临床表现的皮肤病。肺经风热证，胃肠积热证，湿热蕴肤，脾虚痰瘀互阻，肝肾不足证及冲任不调证等均可导致痤疮的产生。以皮肤散在性粉刺、丘疹、脓疱、结节及囊肿，伴皮脂溢出为临床特征。好发于颜面、胸、背部。多见于青春期男女。

二、治疗

❦ 湿热互结证

症状：头面部或背部粉刺，可见丘疹和脓疱，伴或不伴有疼痛囊肿。

养生药浴方

【组成】白芷12g，刺蒺藜12g，茯苓15g，山药15g，白蔹12g，生白术12g，白鲜皮12g，丹参15g，生大黄12g，葛根15g，天花粉15g，白薇12g，玉竹12g，绿豆50g。

【功效】清热解毒，散结止痛。

【用法】将上述中药打粉，经60目筛网过筛。用温水清洁面部后，取10g药粉，用温水调开成糊状面膜液，外敷于面部，经10~15分钟后，再用温水将面膜洗去。睡前外敷，每天1次。

雀斑

一、概念

雀斑是一种与遗传有关，在日晒部位出现褐色斑点的皮肤病。常见于鼻面部，始发于学龄前儿童，少数自青春期发病，女多于男，多伴有家族史。皮损多为针尖至芝麻大小的褐色斑点，数目多少不定，互不融合，无自觉症状。本病多因肾水不足，风邪外搏，卫气失固，外风袭于皮毛腠理之间发病。临床以鼻面部出现针尖至芝麻大小互不融合的褐色斑点，且与日照有关为特点。

二、治疗

养·生·药·浴·方

【组成】桃花30g，杏花30g。

【功效】通血脉，润肤燥，除斑点。适用于黄褐斑、雀斑、炎症后色素沉着。

【用法】上药加水适量，浸泡7天即成浴液，每日早晚洗脸，连用21天。

养·生·香·薰·方

【组成】白芷15g，零陵香10g，水苏5g，辛夷15g，炙黄芪30g，桑叶15g，肉桂10g，百合花30g，降香15g，玉竹20g，肉豆蔻10g，红花10g，当归30g，玫瑰花15g，薰衣草香15g。

【制法】上药各单独制粉，炙黄芪为基底，然后依次入百合花、桑叶、辛夷、玉竹、玫瑰花、红花、当归、白芷、零陵香、水苏、肉豆蔻、肉桂、薰衣草香、降香。

【功效】清肝胆瘀滞，健脾，祛湿，解郁。

【用法】脐香法，将上药用炼蜜，或直接用温开水调成膏状，用时取能将脐填满大小即可，外用胶布封贴，每日一换。

❧ 皮肤粗糙 ❧

一、概念

皮肤粗糙是皮肤功能的衰老性损伤，机体的防护能力、调节能力减退，由此使得皮肤不能适应内外环境的变化，出现色泽、形态、质感等外观整体状况的改变。

皮肤粗糙是皮肤组织结构退变和皮肤屏障功能下降的外在征象。衰老的皮肤皮脂膜保护功能和锁水功能下降，表现为皮肤脆弱干燥，角质堆积，纹理增粗，失去光泽，松弛，皱纹和色素分布不均。皮肤内在呈现再生修复力、免疫力下降，胶原蛋白减少，胶原纤维和弹力纤维减少、断裂，整体皮肤变薄，通透性增加，易诱发过敏及皮疹。

二、治疗

养 生 药 浴 方

方1

【组成】白及、白附子、白芷各60g，白芍、白丁香各50g，密陀僧30g。

【功效】美白祛斑，养血润肤。

【用法】取上述诸药，于5000mL水中浸泡20~30分钟后，分2次煎煮，大火煎煮30分钟。待水温控制于40~42℃时，泡洗半小时左右。

- -

方2

【组成】绿豆粉240g，滑石、白芷各30g，白附子15g。

【功效】益气活血，美白润肤。

【用法】取上述诸药，于5000mL水中浸泡20~30分钟后，分2次煎煮，大火煎煮30分钟。待水温控制于36~37℃时，泡洗半小时左右。

三、注意事项

平素注意防晒，避免熬夜，少食辛辣、甜腻之品。

荨麻疹

一、概念

荨麻疹是一种常见的过敏性皮肤病，其临床表现为皮肤出现红色或苍白色风团，骤然发生并迅速消退，愈后不留任何痕迹，发作时伴有剧烈瘙痒感及烧灼感。本病的特点是皮肤上出现瘙痒性风团，发无定处，骤起骤退，消退后不留任何痕迹。任何年龄、季节均可发病，约有15%~20%的人一生中发生过本病，超敏体质者发病多见。与中医文献中记载的"瘾疹"相类似。《诸病源候论·风瘙身体瘾疹候》中曰："邪气客于皮肤，复逢风寒相折，则起风瘙瘾疹。"

荨麻疹初起皮肤局部发生瘙痒，抓后皮肤潮红，迅速发生形状不一、大小不等鲜红色或白色风团，剧烈瘙痒，此起彼伏，越抓越多，数小时后逐渐消退，不留痕迹。1日之内可发作数次。一般皮疹泛发全身，黏膜亦可受累，甚至引起喉头水肿产生呼吸困难、胸闷憋气，严重者可危及生命。反复发作者可迁延数月或数年。

二、治疗

🐝 风热犯表

症状：发病急骤，风团色红灼热剧痒，伴有发热、恶寒、咽喉肿痛，呕吐，腹痛，遇热皮疹加重，舌淡红、苔薄白或薄黄，脉浮数。

养生药浴方

【组成】黄柏40g，苦参40g，薄荷20g，苍耳子10g。

【功效】清热解毒，祛风止痒。

【用法】取上述诸药，于水中浸泡20~30分钟后，分2次煎煮，头煎在水沸后中火煎煮20~30分钟，第二煎沸后再煎15~20分钟。若为局部性荨麻疹，则将两剂合而为一，加入500mL 40℃生理盐水或纯净水调和，根据起病面积取相应大小无菌纱布，浸泡于汤药中。取浸泡于汤药中的无菌纱布，轻轻湿敷于起病处，若纱布干燥，及时更换之，每次湿敷20分钟，每日2次。若为泛发性荨麻疹，则于浴缸中先倒入5000mL温水（水温控制于36~37℃）并将药液（中药方中剂量加至4倍）全部倾倒其中，每次泡半小时左右。

🐝 血虚风燥

症状：风疹反复发作，迁延日久，午后或夜间加剧，心烦、易怒，口干，手足心热，舌红少津或舌质淡，脉沉细。

养 生 药 浴 方

【组成】川芎200g，当归200g，白鲜皮150g，苦参150g，浮萍150g，荆芥150g，蝉蜕80g，薄荷100g，牛蒡子150g，党参150g，五味子150g，苍术100g，茯苓150g。

【功效】益气活血，祛风固表，燥湿止痒。

【用法】取上述诸药，于5000mL水中浸泡20~30分钟后，分2次煎煮，大火煎煮30分钟。待水温控制于36~37℃时，泡洗半小时左右。

🐝 气虚卫气不固

症状：病变日久，连绵不断，患者平素可见自汗，恶风，气短，乏力，易感冒，食后腹胀，舌淡，脉虚弱。

养 生 药 浴 方

【组成】黄芪60g，白术30g，当归15g，桂枝30g，白芍30g，银柴胡20g，五味子20g，乌梅20g，防风20g，蝉蜕10g，白鲜皮20g，刺蒺藜15g，生甘草15g。

【功效】补气固表，疏风止痒。

【用法】取上述诸药，于水中浸泡20~30分钟后，分2次煎煮，头煎在水沸后中火煎煮20~30分钟，第二煎沸后再煎15~20分钟。若为局部性荨麻疹，则将两剂合而为一，加入500mL40℃生理盐水或纯净水调和，根据起病面积取相应大小无菌纱布，浸泡于汤药中。取浸泡于汤药中的无菌纱布，轻轻湿敷于起病处，若纱布干燥，及时更换之，每次湿敷20分钟，每日2次。

三、注意事项

药浴过程中尽量避免外界温度忽冷忽热，避风操作，防止病情加重。

❧ 湿疹 ❧

一、概念

湿疹是一种常见的过敏性炎症性皮肤病，其特征为皮疹具有多种形状，容易出现渗出，可伴有剧烈瘙痒，对称分布，容易复发，易转为慢性湿疹，严重影响患者生存质量。湿疹的发作与情绪相关性很大，湿疹患者应避免情绪波动，过度劳累，清淡饮食，有利于湿疹的痊愈并且避免复发。

急性湿疹初起局部发生红斑水肿，自觉灼热瘙痒，继之在红斑上出现散在或密集的丘疹或小水疱，瘙痒或摩擦后，水疱破裂，形成糜烂面，有浆液渗出，干燥后结成黄色痂皮。若出现血性渗出，结痂常呈暗红色或红色。若出现感染，出现脓性渗液，结痂则为黄褐色或黄绿色。皮疹经治疗或自然缓解后，颜色逐渐变为暗红色和淡红色，渗出液减少，水肿消失，结痂脱落，表面附着细碎鳞屑，新生皮肤纹理较明显。

慢性湿疹则是由于皮疹在同一部位经久不愈或反复发作，使皮肤逐渐增厚，纹理加深，表面有抓痕血痂，色素沉着，有时呈灰褐色或暗红色，容易受情感因素影响，情绪紧张及休息不佳时容易复发，并有发展为渗出的倾向。

二、治疗

❦ 热重于湿

症状：发病急，病程短，局部皮损初起皮肤潮红焮热，轻度肿胀，继而栗疹成片或水疱密集，渗液流津，瘙痒无休，身热，口渴，心烦，大便秘结，小便短赤，舌质红、苔薄白或黄，脉弦滑或弦兼数。

◇养◇生◇药◇浴◇方◇

【组成】马齿苋60g，黄柏40g，苦参30g，野菊花40g，蒲公英30g，车前草15g。

【用法】取上述诸药，于水中浸泡20~30分钟后，分2次煎煮，头煎在水沸后中火煎煮20~30分钟，第二煎沸后再煎15~20分钟。将两剂合而为一，加入500mL40℃生理盐水或纯净水调和，根据皮损面积取相应大小无菌纱布，浸泡于汤药中。取浸泡于汤药中的无菌纱布，轻轻湿敷于皮损处，若纱布干燥，及时更换之，每次湿敷20分钟，每日2次。

🌿 脾虚血燥

症状：病程日久，皮损粗糙肥厚，有明显瘙痒，表面可有抓痕、血痂、颜色暗或呈色素沉着，舌质淡胖、苔白，脉沉缓或滑。

◇养◇生◇药◇浴◇方◇

【方1组成】白鲜皮30g，当归30g；瘙痒较重者，加苦参30g。

【方2组成】白及30g，白鲜皮30g，三七30g。

【功效】养血活血，解毒燥湿，祛风止痒。

【用法】取上述诸药，于水中浸泡20~30分钟后，分2次煎煮，头煎在水沸后中火煎煮20~30分钟，第二煎沸后再煎15~20分钟。将两剂合而为一，加入500mL40℃生理盐水或纯净水调和，根据皮损面积取相应大小无菌纱布，浸泡于汤药中。取浸泡于汤药中的无菌纱布，轻轻湿敷于皮损处，若纱布干燥，及时更换之，每次湿敷20分钟，每日2次。

～ 丹毒 ～

一、概念

丹毒是一种患处皮肤突然发红、发热，色红如丹的急性感染性疾病。传统医学对该病早有认识。《素问·至真要大论》云："少阳司天，客胜则丹胗外发，及为丹熛疮疡……"《诸病源候论·丹毒病诸候》云："丹者，人身忽然焮赤，如丹涂之状，故谓之丹。或发于足，或发腹上，如手掌大，皆风热恶毒所为。重者，亦有疽之类，不急治，则痛不可堪，久乃坏烂。"本病发无定处，发病部位不同者有相应的病名，发于头面部者，称为抱头火丹；生于胸腹腰胯部者，称内发丹毒；发于小腿足部者，称为流火；新生儿因多发于臀部，称为赤游丹毒。西医学也称该病为丹毒，为溶血性链球菌引起的皮肤及皮下组织的急性炎症，并伴有恶寒、发热及全身不适症状。发病前多有全身不适，恶寒发热，恶心呕吐，继而局部皮肤发生大片水肿性鲜红色斑片，边界清楚，并向四周扩大，触之灼热、疼痛。有的发生水疱或血疱，附近淋巴结肿大、压痛。好发于颜面，小腿及前臂等，可反复发作，形成慢性丹毒或继发局部皮肿。

二、治疗

养生药浴方

【组成】金银花60g，野菊花30g，蒲公英30g，紫花地丁30g，天葵子30g，紫草30g，连翘30g，黄连20g，土茯苓40g。上述药物为1剂用量。

【功效】清热解毒、消散疔疮。

【用法】取上述诸药，于水中浸泡20~30分钟后，分2次煎煮，头煎在水沸后中火煎煮20~30分钟，第二煎沸后再煎15~20分钟左右。将两剂合而为一，加入500mL40℃生理盐水或纯净水调和，根据皮损面积取相应大小无菌纱布，浸泡于汤药中。取浸泡于汤药中的无菌纱布，轻轻湿敷于皮损处，若纱布干燥，及时更换之，每次湿敷20分钟，每日2次。

带状疱疹

一、概念

带状疱疹是由水痘-带状疱疹病毒感染所引起的一种急性疱疹性皮肤病。一般表现为皮肤出现红斑基础上继发成簇水疱，呈身体单侧带状分布，痛如火燎。与中医文献中记载的"蛇串疮""缠腰龙""蛇盘疮""缠腰火丹"相类似。多数患者愈后很少复发，极少数患者可多次发病。好发春秋季节，四季皆有。好发于成人，老年人病情尤重。

皮疹出现前常有轻重不同的前驱症状，如发热、倦怠、食欲不振，局部皮肤知觉过敏、灼热、针刺样疼痛等症。之后皮肤出现红斑、水疱，簇集成群，互不融合排列成带状。常沿一定的外围神经部位分布，发于单侧，亦偶有泛发型。可能出现附近淋巴结肿大，最后水疱干燥、结痂、脱落，遗留暂时性色素沉着斑。病情严重者，有的水疱内容物为血性，或发生坏死，愈后遗留瘢痕。部分患者皮疹消退后，局部遗留神经痛，长期不能消除。本病可发生于任何年龄，但以成年人居多。

二、治疗

🌸 肝胆热盛，气滞湿阻

症状：带状疱疹水疱期，红斑、丘疹、水疱、血疱并存，局部皮损鲜红、疱壁紧张、灼热刺痛。自觉口苦咽干，口渴，烦躁易怒，食欲不佳，小便赤，大便干或不爽。舌质红、舌苔薄黄或黄厚，脉弦滑微数。

养生药浴方

【方1组成】马齿苋30g，金银花30g，大青叶30g，黄柏30g。

【方2组成】大黄30g，黄连30g，黄柏30g。

【功效】清热解毒，燥湿止痒。

【用法】取上述方药，于水中浸泡20~30分钟后，分2次煎煮，头煎在水沸后中火煎煮20~30分钟，第二煎沸后再煎15~20分钟。将两剂合而为一，加入500mL40℃生理盐水或纯净水调和，根据皮损面积取相应大小无菌纱布，浸泡于汤药中。取浸泡于汤药中的无菌纱布，轻轻湿敷于皮损处，若纱布干燥，及时更换之，每次湿敷20分钟，每日2次。

❧ 痔疮 ❧

一、概念

痔是直肠末端黏膜下和肛管皮肤下的直肠静脉丛发生扩大、曲张所形成的柔软静脉团，或肛缘皮肤结缔组织增生或肛管皮下静脉曲张破裂形成的隆起物。男女老幼皆可为患。故有"十人九痔"之说，其中以青壮年占大多数。根据发病部位不同，痔分为内痔、外痔及混合痔。本病多因脏腑本虚，静脉壁薄弱，兼因久坐、负重远行，或长期便秘，或泻痢日久，或临厕久蹲努责，或饮食不节，过食辛辣肥甘之品，导致脏腑功能失调，风燥湿热下迫，气血瘀滞不行，阻于魄门，结而不散，筋脉横解而生痔。或因气血亏虚，摄纳无力，气虚下陷，则痔核脱出。

二、治疗

养 生 药 浴 方

方1

【组成】白及、白薇、白芷、连翘、川羌活、当归、皂角刺各10g。

【功效】祛风活血，消肿止痛。适用于痔疮。

方2

【组成】大黄、桃仁、黄连、夏枯草各30g，红花、芒硝各20g。

【功效】清热燥湿，活血消肿。适用于血栓性外痔。

方3

【组成】野茶花、苍术、赤芍、牡丹皮各30g，荆芥、防风各20g，薄荷25g，黄芩、透骨草、甘草各15g。

【功效】止血祛瘀，解毒消肿。适用于嵌顿性内痔，血栓炎性内痔。

方4

【组成】鱼腥草、马齿苋各30g，白头翁、贯众各15g。

【功效】清热解毒，消肿止痛。适用于炎性外痔、血栓外痔。

方5

【组成】明矾、玄明粉各30g，大黄20g。

【功效】清火化瘀，软坚消肿。适用于外痔、内痔外脱及肿痛。

方6

【组成】金银花、红花、黄芩各30g，大黄、芒硝各60g。

【功效】清热解毒，活血消肿。适用于外痔肿痛、内痔外脱及肛门水肿。

方7

【组成】槐角、苦参各25g，明矾10g。

【功效】凉血止血，消肿止痛。适用于痔疮肿痛。

方8

【组成】五倍子60g，桑树根30g，鸡冠花12g，猪胆1个。

【功效】清热解毒、凉血止血。

用法：坐浴前嘱患者排空大小便，洗净肛周。患者穿宽松衣裤，充分暴露臀部。诸药材加水煮30分钟，将煎好的药液趁热倒入盆内，盖上有孔木盖，患者坐于木椅盖上，使患部对准盖孔借盆内蒸腾的热气熏患处。待药汤的温度降至40℃左右时，拿掉木盖，将臀部坐于盆内泡洗15分钟左右。熏洗时配合提肛运动可增强疗效。坐浴完毕用干毛巾擦干患处，可于患处涂痔疮膏。治疗时间及疗程，熏坐浴时间一般为20分钟左右，每日2次，1周为1个疗程。

三、注意事项

☆冬季坐浴时注意保暖，夏季注意避风。

☆药汤温度适宜，熏洗时间较久，药汤稍凉时需再加热，持续温热熏洗，才能收到良好的效果。坐浴时不可太热，以免烫伤皮肤及黏膜，也不可太冷，以免产生不良刺激，待药汤降到40℃左右时，将臀部慢慢坐于盆中，防止药液外溢。

☆夏季要当日煎药当日使用，药汤不要过夜，以免发霉变质。

☆血栓形成48小时内禁用坐浴，妇女经期慎用坐浴，妊娠后期忌用坐浴。

☆治疗过程中调畅情志，保持大便通畅，尽量卧床休息。

☆饮食调护。少喝酒，少吃或不吃辛辣刺激性食物，如榨菜、辣椒、辣酱、生姜、大葱、蒜头、茴香等，因其对痔疮的充血、出血有很大影响。

～ 肛裂 ～

一、概念

肛裂是指肛管皮肤全层裂开，并形成慢性溃疡的一种疾病。西医学亦称肛裂。本病好发于肛门前后正中，男性多见于后正中，女性多见于前正中。临床以周期性肛门疼痛、大便带血、便秘为特点。本病多由于过食辛辣、炙博之品，实热内生，热结肠腑；或久病体弱，阴血亏虚，津液不足，肠失濡润，粪便秘结，粪便粗硬，排便努挣，擦破肛门皮肤，复染邪毒，长久不愈，形成慢性溃疡。

二、治疗

养 生 药 浴 方

方1

【组成】荆芥、防风、花椒各60g，透骨草、陈艾叶各90g。

【功效】祛风除湿，消炎止痛。适用于肛裂，症见肛门褶皱破裂溃烂、周期性疼痛。

- -

方2

【组成】乳香、没药、红花、桃仁、丝瓜络、艾叶、椿皮各15g。

【功效】化瘀通络，收敛止血。适用于初期和二期慢性炎症肛裂而表现为疼痛、出血、溃疡形成，或三期陈旧性肛裂手术后者。

- -

方3

【组成】花椒、杭菊花各6g，桑叶12g，苦参、陈艾叶、金银花、蛇床子各

30g, 蒲公英18g, 黄芩15g。

【功效】清热解毒, 祛湿杀虫, 消肿止痒。适用于肛裂患者。

用法: 坐浴前嘱患者排空大小便, 洗净肛周。患者穿宽松衣裤, 充分暴露臀部。诸药材加水煮30分钟, 将煎好的药液趁热倒入盆内, 盖上有孔木盖, 患者坐于木椅盖上, 使患部对准盖孔借盆内蒸腾的热气熏患处。待药汤的温度降至40℃左右时, 拿掉木盖, 将臀部坐于盆内泡洗15分钟左右。熏洗时配合提肛运动可增强疗效。坐浴完毕用干毛巾擦干患处, 可于患处涂痔疮膏。治疗时间及疗程, 熏坐浴时间一般为20分钟左右, 每日2次, 1周为1个疗程。

三、注意事项

☆冬季坐浴时注意保暖, 夏季注意避风。

☆药汤温度适宜, 熏洗时间较久, 药汤稍凉时需再加热, 持续温热熏洗, 才能收到良好的效果。坐浴时不可太热, 以免烫伤皮肤及黏膜, 也不可太冷, 以免产生不良刺激, 待药汤降到40℃左右时, 将臀部慢慢坐于盆中, 防止药液外溢。

☆夏季要当日煎药当日使用, 药汤不要过夜, 以免发霉变质。

☆血栓形成48小时内禁用坐浴, 妇女经期慎用坐浴, 妊娠后期忌用坐浴。

☆治疗过程中调畅情志, 保持大便通畅, 尽量卧床休息。

☆食调护。少喝酒, 少吃或不吃辛辣刺激性食物, 如榨菜、辣椒、辣酱、生姜、大葱、蒜头、茴香等, 因其对痔疮的充血、出血有很大影响。

⌒ 脱肛 ⌒

一、概念

脱肛是直肠黏膜、肛管、直肠全层，甚至部分乙状结肠向下移位，脱出肛外的一种疾病。其特点是直肠黏膜及直肠反复脱出肛门外，伴肛门松弛，多见于儿童及老年人。相当于西医的肛管直肠脱垂。本病起病多因小儿气血未旺，中气不足；或年老体弱，气血不足；或妇女分娩过程中，耗力伤气；或慢性泻痢、习惯性便秘、长期咳嗽引起中气下陷，固摄失司，导致肛管直肠向外脱出。

二、治疗

养生药浴方

方1

【组成】石榴皮60g，五倍子30g，明矾15g。

【功效】涩肠固脱，解毒消炎。适用于直肠脱垂。

- -

方2

【组成】黄芩、黄柏、栀子各10g。

【功效】清热燥湿。适用于脱肛。

- -

方3

【组成】生黄芪50g，防风、升麻各6g，蝉蜕10个。

【功效】益气升提。适用于各种原因所致的脱肛。

- -

用法： 坐浴前嘱患者排空大小便，洗净肛周。患者穿宽松衣裤，充分暴露臀部。诸药材加水煮30分钟，将煎好的药液趁热倒入盆内，盖上有孔木盖，患者坐于木椅盖上，使患部对准盖孔借盆内蒸腾的热气熏患处。待药汤的温度降至40℃左右时，拿掉木盖，将臀部坐于盆内泡洗15分钟左右。熏洗时配合提肛运动可增强疗效。坐浴完毕用干毛巾擦干患处，可于患处涂痔疮膏。治疗时间及疗程，熏坐浴时间一般为20分钟左右，每日2次，1周为个疗程。

三、注意事项

☆冬季坐浴时注意保暖，夏季注意避风。

☆药汤温度适宜，熏洗时间较久，药汤稍凉时需再加热，持续温热熏洗，才能收到良好的效果。坐浴时不可太热，以免烫伤皮肤及黏膜，也不可太冷，以免产生不良刺激，待药汤降到40℃左右时，将臀部慢慢坐于盆中，防止药液外溢。

☆夏季要当日煎药当日使用，药汤不要过夜，以免发霉变质。

☆血栓形成48小时内禁用坐浴，妇女经期慎用坐浴，妊娠后期忌用坐浴。

☆治疗过程中调畅情志，保持大便通畅，尽量卧床休息。

☆饮食调护。少喝酒，少吃或不吃辛辣刺激性食物，如榨菜、辣椒、辣酱、生姜、大葱、蒜头、茴香等，因其对痔疮的充血、出血有很大影响。

❧ 原发性痛经 ❧

一、概念

原发性痛经指行经前后或月经期出现下腹部疼痛、坠胀，伴有腰酸或其他不适，症状严重影响生活质量者的一种疾病，应排除子宫内膜异位症、炎症、子宫肌瘤及生殖器异常等器质性病变。一般认为痛经的发生与冲任、胞宫的周期性生理变化密切相关。主要病机在于邪气内伏或精血素亏，更值经期前后冲任二脉气血的生理变化急骤，导致胞宫的气血运行不畅，"不通则痛"；或胞宫失于濡养，"不荣则痛"，故使痛经发作。常见的分型有肾气亏损、气血虚弱、气滞血瘀、寒凝血瘀和湿热蕴结。

西医学认为引起原发性痛经的因素有很多，常见的有子宫颈管狭窄，子宫发育不良，精神、神经因素，子宫的过度收缩等。

二、治疗

🐝 气滞血瘀

症状：经前或经期小腹胀痛拒按，胸胁、乳房胀痛，经行不畅，经色紫暗有块，块下痛减，舌紫暗，或有瘀点，脉弦或弦涩有力。

养 生 药 浴 方

【组成】益母草15g，桃仁15g，延胡索15g，香附15g。

【功效】活血化瘀，理气止痛。

【用法】上药加清水1000mL，煎煮15分钟，将药液倒入盆内，趁热熏蒸下腹部，待温时反复擦洗之，每次熏蒸30分钟。于经前5日用药，每日1剂，每日熏洗2次。

🐝 寒凝血瘀

症状：经前或经期小腹冷痛拒按，得热则痛减，经血量少，色暗有块，畏寒肢冷，面色青白，舌暗、苔白，脉沉紧。

养 生 药 浴 方

方1

【组成】肉桂10g，三棱10g，莪术10g，红花10g，当归10g，丹参10g，五灵脂10g，延胡索10g，木香6g。

方2

【组成】干姜、小茴香、吴茱萸各6g，乌药、当归、川芎各15g。

【功效】温经化瘀，理气止痛。

用法：上药加水适量，煎煮30分钟，去渣取汁，与2000mL开水一起倒入盆中，先熏蒸，待温度适宜时泡洗双足。每天早晚1次，每次熏泡30分钟，月经前1周开始足浴，10日为1个疗程。

养生香薰方

【组成】艾叶、香附、当归、川芎、白芍、生地黄、黄芪、续断、茱萸、肉桂、小茴香各10g。

【制法】将上11味药分别制粉，以肉桂为基础，逐一将小茴香及余药加入调匀收藏备用。

【功效】益气补血，温经散寒，行气止痛。

【用法】脐香法，用时取能将脐填满大小即可，外用胶布封贴。每日一换。

🐝 气血虚弱

症状：经期或经后小腹隐痛喜按，月经量少，色淡质稀，神疲乏力，头晕心悸，失眠多梦，面色苍白，舌淡、苔薄，脉细弱。

养生药浴方

【组成】川芎10g，丹参10g，当归10g，黄芪25g，枸杞子15g，香附12g，白芍30g，甘草9g。

【功效】益气养血，缓急止痛。

【用法】上药加清水1500mL，煎煮10分钟，将药液倒入盆内，趁热熏蒸下腹部，待温时反复擦洗之，每次熏蒸30分钟。于痛时用药，每日1剂，每日熏洗2次。

养 生 香 薰 方

【组成】当归12g，川芎9g，熟地黄18g，白芍15g，肉桂6g。

【制法】将当归、川芎、熟地黄、白药、肉桂分别制粉，以肉桂为基础，逐一将余药加入调匀收藏备用。

【功效】养血活血，调经止痛。

【用法】脐香法，用时取能将脐填满大小即可，外用胶布封贴。每日一换。

【注意事项】皮肤破溃不宜药浴，常规治疗方法不变。

月经不调

一、概念

月经不调是指临床出现经期提前、错后或无定期；经量增多或减少；常伴有经色、经质改变，头晕、心慌、腹痛、腰酸等不适症状的一种疾病。一般认为月经不调多因血热热扰冲任致血海不宁，或气虚统摄无权或闭藏失职致冲任失固。经期提前多见于气虚和血热；经期延后多见于气血虚损或气滞血瘀寒凝；月经先后无定期多见于肝气郁滞。

西医学认为月经不调病因可能是器质性病变或是功能失常。

二、治疗

养 生 药 浴 方

方1

【组成】益母草、贯众炭、地榆炭、藕节各15g。

【功效】活血祛瘀，凉血止血。适用于月经过多，经期延长。

【用法】上药加清水2000mL，煮5~10分钟，将药液倒入盆内，趁热熏蒸下腹部，待温再反复擦洗之，每次熏洗30分钟，每日熏洗2次。

方2

【组成】艾叶50g，干姜50g，桂枝35g，细辛12g。

【功效】温经散寒。适用于月经过少，经期延后。

【用法】上药加水适量，煎煮30分钟，去渣取汁，与2000mL开水一起倒入盆中，先熏蒸脐下，待温度适宜时，泡洗双足，每日1次，每次熏泡40分钟，10日为1个疗程。

方3

【组成】丹参、香附各30g，柴胡9g，白芍15g。

【功效】疏肝解郁，活血养肝。适用于月经后期和先后无定期。

【用法】将上药加清水1.5L煎煮，煮沸10分钟将药液倒入盆内；趁热先熏后洗下腹部30分钟，每日用药1剂，每日熏洗2次。

方4

【组成】川芎5g，当归9g，生地黄9g，延胡索9g，鸡血藤9g，益母草9g，赤芍6g，月季花6g。

【功效】活血化瘀，清热解毒。适用于月经不调。

【用法】上药加水适量，煎煮30分钟，去渣取汁，与2000mL开水一起倒入盆中，先熏蒸脐下，待温度适宜时，泡洗双足，每日1次，每次熏泡40分钟，10日为1个疗程。

养·生·香·薰·方

【组成】丹参（去头尾，酒洗，蒸熟）、四制香附各120g，熟地黄、炙黄芪、白芍（酒炒）、白术（蒸熟）、当归身（酒炒）、茯苓各90g。

【制法】上八味用砂锅添水熬之成膏。

【功效】此为女科调理之首方，气味和平，功能相称，通行脏腑，灌注血脉，虚人可以久用。

【用法】脐香法，用时取能将脐填满大小即可，外用胶布封贴。每日一换。

经前期综合征

一、概念

经前期综合征是指妇女反复在经前1~2周，周期性出现躯体、精神及行为方面改变，严重者影响生活质量，月经来潮后，症状自然消失的一种病症。常见症状有：烦躁易怒、失眠、紧张、压抑、头痛、乳房胀痛等。中医古籍中无此病名，根据其所表现的不同症状，当分属于："经行乳胀""经行泄泻""经行头痛""经行浮肿""经行口糜"等范畴。

中医学认为本病的主要病机为肝气逆和肝气郁，肝性喜条达恶抑郁，肝失疏泄可引起气机郁滞、经脉不利，则患者出现情志不畅，善太息；肝气上逆，则患者可出现易怒、焦虑的临床症状。女子以血为根本，冲任隶属于肝，肝郁气滞则可引起血行不畅及气血不和，进而损伤冲任并出现乳房胀痛。

西医学认为经前期综合征可能由激素和其他因素，如神经内分泌因素促发或机体对孕激素的高敏感性，也可能由5-羟色胺分泌不足造成。

经前期综合征常见表现有烦躁易怒、失眠、紧张、压抑以及头痛、乳房胀痛、颜面浮肿等一系列的症状，严重者可出现抑郁、无助、负罪感、焦虑、压力大、情绪不稳、易怒/持续愤怒、兴趣降低、注意力不集中、疲劳、食欲亢进、睡眠障碍、无自控力、易受打击、协助能力差、头痛、疼痛、水肿/体重增加、抽搐、乳房胀痛，并在经前期加重，月经后减轻或消失。

二、治疗

养 生 药 浴 方

方1

【组成】当归、柴胡、茯苓、白术、薄荷（后下）、川芎、香附各10g，赤芍、白芍各15g。

【功效】疏肝解郁，补气活血，健脾安神。

【用法】将上药研碎加水煎煮，滤出药液，浸浴；每日1次，每次30分钟。

【注意事项】应用此方法时应注意保持情绪舒畅；皮肤破溃不宜药浴。

- -

方2

【组成】柴胡20g，郁金15g，青皮20g，橘皮30g，橘核40g。

【功效】疏肝理气，解郁消胀。尤适用于经前乳胀。

【用法】上药加水适量，煎煮30分钟，去渣取汁，待药液降至50℃时，用毛巾蘸药汁湿敷两侧乳房10分钟，然后将药液倒入泡足桶中，泡足30分钟，于经前10天开始至月经结束，每晚1次。

【注意事项】皮肤破溃不宜药浴，常规治疗方法不变。

- -

方3

【组成】香附、砂仁、佛手、枳壳、陈皮、苍术各15g。

【功效】燥湿健脾，疏肝行气温中。

【用法】将上药研碎加水煎煮，滤出药液，浸浴；每日1次，每次30分钟。

【注意事项】皮肤破溃不宜药浴，注意防风保暖，常规治疗方法不变。

带下病

一、概念

带下指的是妇女阴道中流出一种黏腻液体。正常的带下，量不多，不致外渗。但在月经前期及妊娠期时，带下量可明显增多。生理性的带下是无色透明的，有的略带白色，所以有时称"白带"。

带下的量明显增多，色、质、气味发生异常，有时会伴有全身或者局部症状的称为"带下病"。中医学认为带下病主要由湿邪引起。"湿"又有内外之别：内湿的产生与脏腑气血功能失调有密切的关系；外湿指外感的湿邪，比如经期时涉水、淋雨，会感受寒湿，经期或产后个人卫生习惯不良，湿毒邪气乘虚内侵胞宫，以致任脉损伤，带脉失约，引起带下病。"湿邪"所导致的疾病，病势缠绵，不易速愈，还会反复发作，而且常并发月经不调、闭经、不孕、癥瘕等疾病，因此是妇科领域中仅次于月经病的常见病，应予重视。

西医学妇科疾病如阴道炎、宫颈炎、盆腔炎及肿瘤等均可见带下量多，应明确诊断后按带下病辨证施治，必要时应进行妇科检查及排癌检查，避免贻误病情。

二、治疗

养生药浴方

【组成】蛇床子、川椒、明矾、苦参、百部各15g。

【功效】祛风燥湿，解毒止带。

【用法】上述药物煎汤，趁热先熏蒸外阴，后坐浴。1日1次，10次为1个疗程。

三、注意事项

如果外阴瘙痒破溃，则上方中减去川椒。亦可酌情选用妇科洗剂。带下病及时治疗多可痊愈，且预后良好。但要注意保持外阴清洁干爽，勤换内裤，注意卫生；经期减少接触湿冷之处，以免感受湿邪；少吃辛辣油腻之物，以免滋生内湿；对于会交叉感染的带下病，需禁房事，禁游泳及使用公共洁具；性伴侣也需接受治疗。定期妇科普查，发现病变时及时治疗。

阴痒

一、概念

阴痒是妇科常见病，主要表现为妇女外阴及阴道瘙痒，严重者痒痛难忍，坐卧不宁，常伴有带下增多。阴痒多发生于阴蒂、小阴唇，也可波及大阴唇、会阴和肛周甚至波及大腿内侧。中医认为阴痒的发生主要有虚、实两个方面。因肝肾阴虚，精血亏损，外阴失养而致阴痒，属虚证；因肝经湿热下注，带下浸渍阴部，或湿热生虫，虫蚀阴中以致阴痒，为实证。阴痒病症见阴部干涩、灼热，或皮肤变白、增厚或萎缩，甚则皲裂，夜间瘙痒加重，伴心烦、手脚心热，烘热汗出，腰酸腿软，多为肝肾阴虚证；症见阴部瘙痒伴带下量多，色黄如脓，稠黏臭秽，伴有口苦咽干等症状，多为肝经湿热证；症见阴部瘙痒，如有虫爬，甚者奇痒难忍，灼热疼痛，伴有带下量多，色黄如泡沫状，或如豆渣状，味臭秽，多为湿虫滋生证。

西医学外阴瘙痒症、外阴炎、阴道炎、外阴营养不良、外阴白色病变等出现阴道或外阴瘙痒的情况，以及阴虱病、蛲虫病、霉菌性阴道炎、滴虫性阴道炎、尿液及化纤内裤刺激，以及糖尿病、黄疸、神经性皮炎等全身性疾病，可参考本节内容。

二、治疗

养 生 药 浴 方

【组成】花椒、吴茱萸、蛇床子各50g，藜芦25g，陈茶10g，炒盐100g。

【功效】解毒除湿，止痒杀虫。

【用法】把上述药材加5L水煎汤，趁热先熏蒸外阴，后坐浴。每日1次。

三、注意事项

阴痒病经积极治疗、保持外阴清洁卫生，多可痊愈。但全身性疾病如糖尿病等引起的阴痒，随着原发病的进展，阴痒可能反复发作，久不能痊愈，需要同时积极治疗原发病；保持外阴清洁干爽，勤换内裤，注意卫生；避免肥皂水烫洗，及搔抓等强刺激损伤。

阴挺

一、概念

阴挺是指妇女子宫下脱，甚则脱出阴户之外，或者阴道壁膨出的症状。明代张景岳《景岳全书·妇人规》中云："此或因胞络伤损，或因分娩过劳，或因郁热下坠，或因气虚下脱，大都此证"，阴挺发生多与分娩有关，产后调理不当，中气不足，或者肾气不固，带脉失约。也见于长期慢性咳嗽、便秘、年老体衰导致冲任不固，提摄无力。临床征候辨证：子宫脱垂，小腹、阴道、会阴部有下坠感，劳动时加剧，小便频繁，白带量多质清的，多属于中气下陷之证；子宫脱垂，小腹下坠，小便频数，伴有腰膝酸软、头晕耳鸣等症状，多属于肾气不固证；子宫脱垂于阴道口外，局部红肿溃烂，黄水淋漓，带下黄臭，伴有口苦口干，小便黄赤灼痛，身热心烦等症状，多属于湿热下注证。

西医学"子宫脱垂""阴道壁膨出"可参见本节治疗。

二、治疗

养 生 药 浴 方

方1

【组成】蛇床子、乌梅各60g。

【功效】收敛解毒利湿。

【用法】把上述药材加5L水煎汤，趁热先熏蒸外阴，后坐浴。每日1次。

【注意事项】对于子宫脱出阴道口外，伴有黄水淋漓者（湿热下注证），可以加用一些清热解毒的药物，疗效更好。

- -

方2

【组成】金银花、紫花地丁、蒲公英、蛇床子各30g，苦参15g，黄连6g，黄柏、枯矾各10g。

【功效】清热解毒燥湿。

【用法】把上述药材加5L水煎汤，趁热先熏蒸外阴，后坐浴。每日1次。

养生香薰方

【组成】党参80g，白术（炒）80g，茯苓80g，炙甘草40g，当归120g，川芎40g，白芍（酒炒）80g，熟地黄120g，炙黄芪80g，肉桂20g，大枣30枚，沉香10g。

【制法】将上药12味分别制粉，以沉香为基础，加肉桂，再逐加入余药调匀收藏备用。

【功效】益气补血补虚。用于气血两虚，中气下陷致阴挺。

【用法】脐香法，用时取能将脐填满大小即可，外用胶布封贴。每日一换。

三、注意事项

☆坚持科学分娩，会阴撕裂者及时修补，坚持产褥期卫生保健。

☆对于已经脱垂的患者，需避免重体力劳动，保持大便通畅。

☆有慢性咳嗽者，要积极治疗原发病。

包皮龟头炎

一、概念

包皮龟头炎是指阴茎包皮与阴茎头的炎症，并非单一的病种，而是一组疾病的统称。其诱发因素主要包括卫生条件差，清洗频繁，非处方药物使用以及包皮过长。包括但不限于念珠菌性龟头炎、厌氧性龟头炎、需氧性龟头炎、硬化性苔藓、扁平苔藓、祖细胞性（浆细胞）龟头炎、银屑病、环状龟头炎、湿疹（包括刺激性、过敏性和脂溢性）、非特异性包皮龟头炎、固定性药疹等疾病。

根据疾病种类的不同，包皮龟头炎常有不同的临床表现：念珠菌性龟头炎主要表现为浸渍或干燥的暗红色外观，散发小丘疹或斑点状红斑，有时可伴有瘙痒及疼痛。厌氧菌感染主要表现为包皮水肿，浅表糜烂；伴随臭味的包皮下炎症和分泌物，严重者伴有腹股沟淋巴结的肿胀和发炎。需氧菌感染表现均匀性红斑，伴或不伴有水肿等炎症性改变。

二、治疗

养 生 药 浴 方

方1

【组成】蛇床子、黄芩、金银花、苦参各30g，黄连、紫草、香附各20g，鱼腥草50g，大黄、川芎各10g，甘草15g，冰片4g（另包）。

【功效】祛湿解毒。主治龟头炎。

【用法】将上述药物加水1600mL，煎煮30分钟，用高压消毒后的纱布滤出药液，再将冰片兑入药液溶化。待稍凉后熏洗患处15~20分钟，每次洗完后药液可留下与药渣再煎10分钟（煎前可加水少量），每剂药可用3日，每日洗4~6次，10天为1个疗程。

方2

【组成】荆芥、防风、通草、蝉蜕、知母、苦参、炒苍术、当归各10g，生地黄15g，生石膏（先煎）20g，僵蚕、甘草各5g。

【功效】清热除湿祛风。主治龟头包皮炎。

【用法】将上述药物加水煎汤，过滤掉药渣后清洗患处。洗后用无菌纱布浸润药汤后湿敷，每次30分钟，每日2次。湿敷以后擦干，用纱布包扎。7天为1个疗程。

方3

【组成】苦参30g，蛇床子20g，黄柏15g，荆芥、生苍术各12g。

【功效】清热燥湿，解毒止痒。主治药物性龟头炎。

【用法】将上述药物加水煎汤，过滤掉药渣后清洗患处。每日1剂，日洗3~4次，每次约20分钟。对局部渗液或脓性分泌物较多者，洗后再以煎液浸湿消毒纱布包裹患处1小时。8天为1个疗程。

三、注意事项

包皮龟头炎的发生常与包皮功能障碍相关，因此治疗这个疾病的主要目的是尽量减少性功能障碍、排尿功能障碍，排除阴茎癌，治疗癌前病变，诊断并治疗性传播疾病。

阴囊湿疮

一、概念

阴囊湿疮即阴囊湿疹，发生于阴囊部位的湿疮，是在某些特定的环境或特殊的致病条件下的特殊类型的湿疮。其发病多因肾虚，风湿相搏所致。症见阴囊瘙痒，搔扒过甚则造成搔伤，创面时出清水，久则湿烂、浸淫成疮。阴囊湿疮多发于阴囊，有时延及肛门周围，少数累及阴茎。急性期多有阴囊局部的潮红、肿胀、糜烂、渗出、结痂；慢性期则会出现阴囊部位皮肤的肥厚粗糙，皱纹加深，色素沉着，有少量鳞屑，并常常会伴有轻度糜烂渗出。病程较长，常数月、数年不愈。

二、治疗

急性阴囊湿疮

症状：湿疮初起仅有皮肤潮红而无流滋者。

养 生 药 浴 方

【组成】苦参、黄柏、地肤子、荆芥各20g。

【功效】清热解毒，利湿透表。

【用法】将上述药物加水煎汤，过滤掉药渣后清洗患处。每日洗1~2次，每次约20分钟。洗后再以煎液浸湿消毒纱布包裹患处1小时。

症状：糜烂、水疱、流滋较多者。

养生药浴方

【组成】蒲公英、龙胆草、野菊花、炉甘石、明矾各20g。

【功效】清热解毒，收敛止痒。

【用法】将上述药物加水煎汤，过滤掉药渣后清洗患处。每日洗1~2次，每次约20分钟。洗后再以煎液浸湿消毒纱布包裹患处1小时。

亚急性阴囊湿疮

养生药浴方

方1

【组成】苦参、黄芩、黄连、黄柏、甘草、大黄、川芎各9g，蕤藜6g。

【功效】解毒利湿，活血止痒。

【用法】上述药物加水600mL，煎汤至300mL左右，过滤掉药渣后清洗患处。每日洗1~2次，每次约20分钟。洗后再以煎液浸湿消毒纱布包裹患处1小时。

- -

方2

【组成】大黄、黄柏、黄芩、苦参各5g。

【功效】解毒利湿，活血止痒。

【用法】上述药物研碎成细粉，加入蒸馏水100mL，摇匀，以无菌纱布浸湿包裹患处1小时，每日2次。

前列腺炎

一、概念

前列腺炎是指由多种复杂原因引起的，以尿道刺激症状和慢性盆腔疼痛为主要临床表现的前列腺疾病，多见于青壮年，是泌尿外科的常见病，临床将其分为急性细菌性前列腺炎、慢性细菌性前列腺炎、非细菌性前列腺炎及前列腺痛四类。其特点是尿频、尿急、尿痛，尿道口常有精液溢出，并常常会伴有会阴部、腰骶部、耻骨上区等部位的不适感等。相当于中医上讲的"精浊"。

中医认为本病病位虽在前列腺，但涉及肝、脾、肾、三焦等脏腑，病情多变化多端，以正气不足为主，或邪气未尽，正气已伤，形成虚实夹杂之证。临床多因外感湿热之邪，或中焦生湿，与热邪相合而成湿热，湿热下注，下焦气化不利，而见小便短数涩痛，或扰动精室而遗精，或宗筋弛纵而阳痿；或因郁怒伤肝，或情志不畅，而使肝失条达，气机郁滞，影响下焦气化而小便不利，或疏泄功能失常则胁肋小腹疼痛，精神抑郁；或因久病劳损伤肾，或年高，肾气衰弱，致肾气亏虚，封藏固摄失职，不能制约脂液，见夜尿多而频，或滑精等症；或因过用寒凉药物损伤阳气，或久病伤及肾阳，阳虚气化无权，则小便频数短少，夜间尤甚；或因纵欲太过，损伤阴精，阴虚则相火妄动，导致下焦气化不利，或封藏失职而见本症。

二、治疗

🌿 湿热下注

症状：小便频数，灼热涩痛，腰骶及会阴部胀痛，阴囊及会阴部潮湿、臊臭，或见恶心呕吐，舌红、苔黄腻，脉濡数。

养 生 药 浴 方

【组成】败酱草、鱼腥草、野菊花、白花蛇舌草、车前草、赤芍、蒲公英、龙胆草各20g。

【功效】清热利湿，解毒止痛。

【用法】以上药物煎汤后，静置至40~42℃，放于盆中待用。排尽尿液和大便，臀部坐在盆中，使会阴全部浸没在药汤之中，每次坐浴时间大约20分钟。如果水温降低时，可用暖水瓶渐渐掺入热水，以保持水温，每天2~3次。

🐝 肾阳不足

症状：尿频清冷，会阴部及小腹冷痛，得暖缓解，腰骶酸冷，畏寒喜暖，面色苍白，精神萎靡，或阴冷、阳痿，舌淡白，脉沉细。

养 生 药 浴 方

【组成】当归、甘草、独活、白芷各9g，葱头7个。

【功效】温阳化气、活血通淋。

【用法】以上药物煎汤后，静置至40~42℃，放于盆中待用。排尽尿液和大便，臀部坐在盆中，使会阴全部浸没在药汤之中，每次坐浴时间大约20分钟。如果水温降低时，可用暖水瓶渐渐掺入热水，以保持水温，每天2~3次。

三、注意事项

☆养成有规律的生活习惯，尤其是养成一定的性生活规律，避免性交中断、手淫和性生活频繁。

☆忌吃一些带有刺激性的食物，例如酒、大蒜、大葱、辣椒、韭菜和胡椒等，也不宜饮用过浓的茶水、咖啡，以免加重前列腺的充血与水肿。

☆避免长时间骑自行车、骑马或作骑跨性动作，目的是减少前列腺部位受压，以减轻局部前列腺充血。相反，不妨多做一些跑步、跳跃运动，增加下半身的运动量，加速盆腔的血液循环，对于消退前列腺的炎症有帮助。

☆急性前列腺炎禁忌前列腺按摩，以免炎症扩散；慢性病患者应调节情志，积极有规律地治疗，保持乐观情绪，树立起战胜疾病的信心。

☆必要时需到正规医院就诊，接受前列腺按摩等治疗。

暴风客热

一、概念

暴风客热为风热之邪外袭，客于内热阳盛之人，风热相搏，猝然发病，眼部有明显的红、肿、热、痛的眼病。本病多骤然发病，患眼睑红肿，白睛红赤，羞明多泪，或眵泪胶黏，甚则赤痛较重，白睛浮肿，可见灰白色伪膜附着，拭去复生。全身多兼有恶寒发热，头痛，鼻塞，口渴，溲赤，便秘等。本病发病急、传染性强，需积极治疗。临床表现以眼部明显的红肿热痛、分泌物增多为主。该病起病急、传染性强，传播速度快。

西医学的急性结膜炎可参考本节内容。

二、治疗

🌸 风热外袭

症状：双眼红肿疼痛，胞睑红肿，白睛红赤，羞明多泪，或眵泪胶黏。舌红、苔薄白，脉弦数。

养生药浴方

【方1组成】金银花25g，黄柏25g，薄荷25g。

【方2组成】金银花15g，黄连30g，连翘15g。

【功效】疏散风热，清热解毒。

【用法】加水1000mL后煎煮10分钟后滤过，用毛巾围住缸口让蒸气熏蒸双眼20分钟，然后用温药液洗双眼，每日3次。

睑弦赤烂

一、概念

本病是睑缘表面、睫毛毛囊及其腺体组织的亚急性或慢性炎症。常双眼发病，病情较为顽固，愈后可复发。临床上分为鳞屑性（刺痒为主，以睑缘附有鳞屑、无脓点、无溃疡为特征）、溃疡性（疼痛灼热为主，以睑缘附有脓痂、有溃疡、睫毛生长异常为特征）和眦部睑缘炎（刺痒灼热为主，以眦部充血糜烂为特征）三种。睑缘炎严重者可引起结膜、角膜病变，造成不可逆的角膜混浊而影响视力。俗称烂弦风、烂眼边、红眼边。本病发生多因脾胃湿热内蕴，复受风邪，风湿热邪搏结于睑弦所致；或因心火内盛，外受风邪，引动心火，风火上攻，灼伤睑眦而成。主要临床症状包括眼红、眼痒、畏光、流泪，可见睑弦充血、糜烂，睑缘及睫毛根部鳞屑或脓痂附着。本病多反复发作。

二、治疗

❀ 脾胃湿热，风湿互结

症状：睑弦红赤、肿胀，睫毛根部有脓疱、结痂，清除后见溃疡、出血、溢脓、睫毛脱落稀疏，日久睫毛乱生、秃睫、睑弦肥厚、变形，或睑弦、睫毛根部有鳞屑，无溃疡无脓点，睫毛脱落可复生，亦有红赤糜烂仅限两眦者，患眼刺痒灼痛，伴干涩、羞明。舌红苔黄腻，脉弦滑。

养生药浴方

【方1组成】地肤子15g，白鲜皮15g，苦参20g，黄芩10g，黄连10g，陈皮10g，连翘15g，荆芥10g，防风10g。

【方2组成】黄芩10g，黄柏10g，苦参10g，防风10g，白鲜皮10g，地肤子10g，夏枯草10g。痒为主伴鳞屑多者，加荆芥10g，蝉蜕10g；灼热为主伴红肿者，加野菊花10g，蒲公英10g；以溃疡为主者，加车前子10g，泽泻10g。

【功效】清热解毒，祛风除湿止痒。

【用法】每日1剂，煎液约500mL，先闭目熏眼，待药汁温和，取少许用消毒棉签蘸取药汁轻柔擦洗患处，去除眼睑缘鳞屑、溃疡渗出物，再将蘸药液纱布湿敷于眼睑10分钟，擦洗时注意勿使药汁流入睑裂内。1日1剂，每日2次，用药疗程4至15天。

鼻渊

一、概念

鼻渊是以鼻流浊涕，量多不止，常伴有头痛、鼻塞、嗅觉减退为主要表现的疾病。多为外感风寒、风热，脾胃肝胆湿热，病久可致脏腑虚损，外邪侵犯而至。一般暴起、初病、体质壮实者多为实证；久病、体弱、病情缠绵、时轻时重者多虚中夹实；纯虚者较少。

西医学中的鼻窦炎可参考本节内容。

二、治疗

🐝 风湿互结

症状：鼻塞，流脓涕，头痛，鼻腔黏膜充血。舌尖红苔薄白，脉弦紧。

养·生·药·浴·方

方1

【组成】白芷15g，白芍15g，薄荷15g，辛夷15g，黄芩15g。

【功效】宣肺排脓，解毒通窍。

方2

【组成】辛夷15g，白芷10g，苍耳10g，桂枝5g。

【功效】宣通鼻窍。

【用法】将药物放入较大水杯内（约装水50~80mL），用开水冲泡然后将水杯盖严，5分钟后打开杯盖，杯口周围用手捂严，中间留出空隙将鼻孔对准空隙处，取其热气熏蒸，间断深吸气，将气雾吸入鼻腔内，待无热气蒸发后治疗停止。一般熏10分钟左右，每天2次，7天为1个疗程。

养·生·香·薰·方

【组成】零陵香15g，鸡苏5g，辛夷15g，炙黄芪30g，桑叶15g，肉桂10g，紫苏叶5g，桔梗10g，苍耳子10g，百合花10g，连翘15g，降香15g，蛤蚧15g，淫羊藿15g。

【制法】上药各单独制粉，炙黄芪为基底，然后依次入百合花、桔梗、苍耳子、辛夷、桑叶、零陵香、鸡苏、紫苏叶、肉桂、蛤蚧、淫羊藿、降香，调匀收藏。

【功效】补肺、清肺、化痰、固肾。

【用法】脐香法，将上药用炼蜜，或直接用温开水调成膏状，用时取能将脐填满大小即可，外用胶布封贴，每日一换。

脱发

一、概念

脱发属于中医学"斑秃""油风""蛀发癣"等病范畴，是皮肤科的常见病、多发病、难治病之一。脱发多见于中壮年人，临床虚实夹杂或本虚标实者甚多。虚者多由肝肾不足，血虚生风化燥，发失所养，不荣则脱；实者多由湿浊痰热搏结，瘀血阻滞，气血隔绝，不通则落。

西医学中的斑秃、脂溢性脱发可参照本节内容。

二、治疗

养生药浴方

方1

【组成】黄精60g，玉竹60g，陈醋300mL。

【功效】滋阴养血，补中益气。

【用法】以上3味药加水适量，煎汤，去渣，洗头，每日1次。

方2

【组成】芝麻梗、清明柳（清明节左右采的柳树嫩叶）各80g。

【用法】将上两药煎水洗发并按摩头皮，连续使用1~2个月。

方3

【组成】桑叶、麻叶各300g。

【用法】二药粉碎后，加入75%乙醇100mL，浸泡1周后过滤药液，分装备用。取药酒外涂患处，并按摩3分钟左右，每天2次。

第七章

香薰、药浴养生与皮肤的关系

香薰可以改善皮肤状态吗？

目前没有直接证据证明香薰养生可以改善皮肤，不过，香薰可以改善负性情绪，有助于睡眠，甚至减少疼痛。香薰养生可以提升人体状态，从而对皮肤产生益处。

药浴可以改善皮肤状态吗？

中药药浴是皮肤科临床常用的外治皮肤病方法之一，中药药浴具有疏通经络、活血化瘀、祛风散寒、清热解毒、消肿止痛、润肤止痒、杀虫止痒、调和阴阳、协调脏腑、通行气血、濡养全身等功效，具有安全、简便、易行、疗效显著等特点，在临床治疗中，一般要根据皮损的部位、范围、性质进行整体辨证，合理选择外治方法，并配合相应的特色治疗及物理治疗。全身药浴熏洗可治疗皮肤瘙痒症、慢性单纯性苔藓、慢性湿疹、特应性皮炎、系统性硬皮病、银屑病、荨麻疹、玫瑰糠疹、扁平苔藓、疥疮等；中药药浴局部熏洗可治疗手足皲裂、手足癣、手部湿疹、汗疱疹、石棉状糠疹、斑秃、毛囊炎、脂溢性皮炎、脂溢性脱发、肛周湿疹、阴部湿疹、外阴瘙痒症、肛周瘙痒症等。

第八章

香薰、药浴养生的注意事项与禁忌

香薰养生的注意事项及禁忌

香薰的注意事项都有哪些？

☆极少数的香薰液易燃，但仍须远离明火。

☆香薰液避免直接摄入体内或眼中，接触皮肤须及时清洗。若接触后有不适，及时就医。

☆使用时要放在儿童触及不到的安全位置。

☆若不慎将精油倾倒出来，要及时擦拭干净。

☆香薰精油的种类要经常更换，不要长时间使用同一种精油。

☆不要购买使用劣质的精油。

☆使用香薰炉的时候，要注意里面水的状态。

☆精油易挥发，应该在阴凉的环境下保存，精油打开后，最好在6个月之内使用完。

香薰有禁忌吗？

🐝 婴儿

一般来说，标示婴幼儿避免使用的精油，如含酮类、酚类等成分的精油，如需使用，须经过专人指导。

❦ 怀孕妇女

怀孕妇女要避免使用有通经功效的精油，使用这类精油虽然目前还没有证据显示会导致流产，但不建议使用；孕妇如需使用精油还是要经过专人指导。

❦ 气喘者不宜使用蒸气吸入法

精油的香气有诱发哮喘的危险，气喘时避免接触，以免发生危险。

❦ 肝、肾功能不佳者慎用

有些精油会造成肝、肾毒性，肝肾功能不佳者还是请专人指导后再使用为好。

❦ 癫痫患者

有些精油会诱发癫痫发生，因此癫痫患者不适合使用，例如牛膝草、没药等精油。

❦ 口服精油

一般来说不建议直接服用精油，因为有可能灼伤食管，除非有经认证的芳疗师指导进行。

❦ 对精油过敏者

对精油过敏者应避开过敏原，不要接触。

药浴养生的注意事项及禁忌

药浴的注意事项都有哪些？

☆浴室既要通风良好，又要保暖，沐浴者应避免风吹而受寒感冒。浴后应立即用温清水冲洗干净，拭干皮肤，及时穿衣服。浴后还宜适当饮水或喝些饮料，以补充水分。

☆饭前不宜药浴，以防大量出汗致虚脱及低血糖休克；饭后半小时，也不要立即浸泡药浴，一般应在1小时后进行，以免热水扩张周围肢体血管，使胃肠道血液量减少，影响食物的消化和吸收，引起恶心、呕吐。

☆剧烈运动或功能锻炼之后，长途旅行及酗酒后不可马上泡药浴，以免引发事故。

药浴有禁忌吗？

☆严重心肺功能不全或低下者，不宜使用全身热水药。因为热水药浴时，浴室湿度大，氧气含量少，容易引起呼吸困难。同时，热水药浴使全身皮肤血管扩张，血液循环加快，回心血量增多，加重心血管负担。

☆心肌梗死、冠心病、主动脉瘤、动脉硬化、重症高血压、脑血管疾病、严重肾功能衰竭、有出血倾向患者不宜使用热水药浴。如选择药浴治疗，可用平温水，同时要有医护人员陪护，注意病情变化，采取应急措施。但对上述患者的局部药浴，由于治疗范围小，对全身影响不大。

☆皮肤有伤口、开放性骨折应禁用药浴，防止感染。

☆妇女妊娠期及行经期不宜进行药浴治疗。

☆体质过度虚弱、疲劳、饥饿、饱食者不宜药浴治疗。

☆传染病患者不宜在公共浴池药浴。